牙周临床专科护理技术

主　编　姚志清

副主编　任　阳

专科指导　孙卫斌

东南大学出版社

SOUTHEAST UNIVERSITY PRESS

·南 京·

图书在版编目（CIP）数据

牙周临床专科护理技术 / 姚志清主编 . —南京：
东南大学出版社，2019.10
口腔住院医师规培与专业硕士双向接轨培养教材
ISBN 978-7-5641-8664-7

Ⅰ．①牙…　Ⅱ．①姚…　Ⅲ．①牙周病 - 护理 - 职业培
训 - 教材　Ⅳ．① R473.78

中国版本图书馆 CIP 数据核字（2019）第 255994 号

牙周临床专科护理技术

主　　编：姚志清
出版发行：东南大学出版社
出 版 人：江建中
社　　址：南京市四牌楼 2 号
邮　　编：210096
责任编辑：陈潇潇

经　　销：全国各地新华书店
印　　刷：南京京新印刷有限公司
开　　本：700mm×1000mm　1/16
印　　张：11.75
字　　数：200 千字
版　　次：2019 年 10 月第 1 版
印　　次：2019 年 10 月第 1 次印刷
书　　号：ISBN 978-7-5641-8664-7
定　　价：40.00 元

＊ 本社图书若有印装质量问题，请直接与营销部联系，电话：025—83791830

口腔住院医师规培与专业硕士双向接轨培养教材
编委会

主　编　孙卫斌
副主编　谢思静
主　审　胡勤刚

编　委（以姓氏笔画为序）

王志勇	王铁梅	王　翔	王　磊	刘　玉
汤旭娜	孙卫斌	李佳岭	李　姮	李　煌
杨卫东	苗雷英	林梓桐	孟翔峰	胡勤刚
聂蓉蓉	黄丽娟	黄晓峰	谢思静	蒲玉梅
雷　浪				

秘　书　杨　洁　吴　丽　柳慧芬

《牙周临床专科护理技术》
编委会

主　　编　姚志清

副 主 编　任　阳

编　　写　（按姓氏笔画为序）

　　　　　王建华　王　璐　任　阳

　　　　　沈　荃　姚志清　程　艳

　　　　　蒋　颖

专科指导　孙卫斌

丛书序

2014年，教育部等六部门下发《关于医教协同深化临床医学人才培养改革的意见》（教研〔2014〕2号），2017年国务院办公厅下达了《关于深化医教协同进一步推进医学教育改革与发展的意见》（国办发〔2017〕63号），其核心思想就是加快构建以"5+3"（5年临床医学本科教育+3年住院医师规范化培训或3年临床医学硕士专业学位研究生教育）为主体的临床医学人才培养体系。实现医学专业学位与住院医师规培双向接轨不仅是国家"医教协同"大政方针的要求，事实上也是满足临床医学人才队伍建设的迫切需要。

改革开放以来，我国高等医学教育事业有了长足的发展，医学研究生培养已经具备了相当的规模，培养质量也得到跨越式的提高。但毋庸讳言，医学研究生培养中高分低能的问题突出，尤其是许多专业学位研究生偏向于基础科学研究，以完成导师承担的自然科学研究基金项目为任务，临床专业培训不足的现象比较普遍。但另一方面，医学面临的是人体疾病这个自然界最复杂的问题，从事临床医学从本质上必须具备科学研究能力，临床医师培养不仅需要临床实践，更需要系统的理论教育和科学研究能力培养。"住院医师规范化培训"在我国已经推行了二十多年，但目前面临的最迫切的问题仍然是"规范化"，也就是说事实上目前还没有形成成熟的培养"规范"。如果不把培养规范首先建立起来，"规培"面临的最大问题就是单纯的技能化和事务化，青年医师规培实际上就流于形式。国家医教协同医学人才培养改革正是要解决这两个偏向问题。因此，医学专业学位教育与住院医师规培双向接轨的目标就是从制度上推动医学专业研究生必须坚守临床岗位，以临床患者为科学研究主要目标,而住院医师规培必须涵盖系统的理论教育和相应的科研训练。这不仅是医学人才建设的重大举措,而且将会对转化医学产生直接的推动作用。

"口腔住院医师规培与专业硕士双向接轨培养教材"为国家推行医教协同医学人才培养改革后,第一个完整体现口腔医学专业硕士与住院医师规培双向接轨培养的指导性系列教材。该教材包含了以医学人文、案例分析、模拟训练代表的口腔专业学位特色课程教材、以规范化临床训练为目标的操作与考核指导教材和以临床合理诊疗为中心的临床科研教材等三部分,贯穿了双向接轨培养的基础教育、专业教育和临床实践教育三个阶段。该教材体现了国家卓越医生培养的核心思想,同时侧重口腔医学职业素养和专业能力教育,并融合了南京大学人文和自然并重、基础与创新齐发的教育传统,在口腔医学高等院校双向接轨培养高层次优秀口腔医学人才方面有极好的指导意义。

南京大学副校长、医学院院长

张峻峰

2019 年 9 月 20 日

本书序

　　牙周病是口腔最常见的慢性疾病之一。近年来，随着生活水平、大众口腔保健意识、美观需求的提高，进行牙周基础治疗和手术治疗的患者逐年增多，各大医院的牙周病科也都人满为患、一号难求。由于牙周治疗具有周期长、复诊次数多等特点，需要牙周护理人员具有较强的综合素质，一方面，她们要具有专科护理理论和技能，能熟练高效地完成临床治疗的护理配合工作；另一方面，她们还要具备较强的人际沟通和口腔卫生保健指导的能力。建立与就诊患者的联系，确保其按时进行牙周系统治疗并在治疗过程中密切关注患者口腔卫生保健意识和行为的变化，帮助她们建立正确的口腔卫生保健行为。

　　本书的出版顺应了牙周护理培训和发展的需求，打破了以往论著内容全而广的思路，从专业特色强的牙周专业出发对其护理及技术进行论述。该书知识点详尽，将理论与实践结合起来讲解，内容涵盖了牙周专科基础护理、牙周器械、牙周非手术及手术治疗等的护理配合、院感控制等牙周护理治疗的各个方面，专科特色明显，实用性强，能很好地用于牙周护士的临床操作指导，也可用于各口腔医疗机构牙周专科护士的培训教材。我国口腔护理事业的进步急需发展口腔护理教育。相信本书的出版也会成为发展口腔护理教育的教材储备，为推进和完善我国的口腔护理教育贡献力量。

中华护理学会口腔护理专业委员会　主任委员

中华口腔医学会口腔护理专业委员会　主任委员

2018 年 8 月　北京

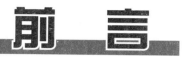

前 言

Preface

　　牙周病学是口腔医学的重要学科,也是口腔护理学最关注的临床专科之一。目前,对牙周病的病因机制研究已从组织病理学手段进展到细胞学和分子生物学水平,治疗目标也已从恢复牙周健康和功能发展到牙周组织再生和重建等,牙周健康对保护全身健康具有重要的意义。

　　牙周病学专科性强,实用性强。牙周病的各项临床治疗操作步骤细致复杂,精细度高,只有在医护密切配合下才能达到最佳的治疗效果。随着各种口腔材料的更新,各种精密仪器和高科技技术的融合,牙周病治疗手术方式的不断改进,以及民众口腔保健、口腔医疗需求的不断增长,对牙周病专科护理人员提出了更高的要求。牙周病专科护理人员不仅要有良好的职业道德素质,还要有扎实的专业知识和娴熟规范的专业技能。护理人员不仅是助手,更要成为牙周病治疗团队不可或缺的成员,这就要求护理人员不仅要对各种牙周疾病的诊疗步骤熟记于心,能主动、熟练、准确无误地将各种器械和材料迅速平稳地递送到医生手中,更要能够参与治疗方案的讨论,落实治疗方案的实施,追踪治疗效果的观察以及总结治疗成败的得失。通过团队的共同努力,提高专业科室临床治疗水平,促进学科的健康发展。

　　口腔专科护理是近年来随着口腔医学的发展而逐渐走向专业化的一门护理学科,口腔专科护理水平对口腔临床医疗质量、效率、患者的满意度等都有着十分重要的影响。目前我国专门培养口腔护理专业人才的教育体制还未完善,口腔护理岗位的护理人员大多是经过护理院校通科培养毕业后,经过口腔护理再培养而从事口腔护理工作的。近20年来,随着医学模式的改变和大量新仪器、新设备的使用,临床护理学的范畴发生了根本性的变化,护理工作的职责范围与功能已经远远超过了传统领域,护理专科化发展已成为临床护理实践发展的策略和方向,护理技术也由单一诊疗配合向多向技术要求发展,形成了许多护理独立处置的专科护理要求,包括围术期处理的健康教育,慢病患者的维护期特别处理。在口腔医学临床工作中,许多新仪器、新设备的大量使用,也对临床护理人员的知识和技术提出更多的要求,包括设备原理、诊前处理、操作流程、故障排除等,甚至形成了许多护理主导的临床技术。但不管是所谓医生主导的临床需求还是护理主导的技术需求,都是建立在以患者为中心的团队理念中的,这种团队的建立,同样需要规范技术要领,这是建立专科护理工作的中心,事实上,也是团队中每一个成员包括医生也需要了解的。口腔医疗服务质量不只是医生水平的体现,也是临床护理技术的体现。

因此,为适应口腔护理专业发展和口腔专业护理人才培养的要求,进一步强化牙周专科护理人员全方位的培训,满足口腔医学对护理的要求,满足临床护理人员对口腔医学知识与治疗技术学习的需求,我们组织了工作在口腔临床护理一线的护理人员和护理管理人员,共同编写了《牙周临床专科护理技术》一书。

本书共七章,系统地介绍了牙周专科基础护理、牙周检查的临床记录、牙周临床病例照相技术、牙周专科器械与院内感染控制、牙周器械磨利技术、牙周非手术治疗护理配合、牙周手术治疗护理配合。详细阐述了牙周专科护理配合流程、护理措施、健康指导、牙周专科疾病治疗与护理过程中预防与控制院内感染的具体实施措施等内容,总结了牙周病专科的基本治疗技术和常见疾病的临床护理配合技术。相应章节配有牙周病相关知识的拓展,旨在引导牙周专科护理人员不断跟进牙周病医疗技术的发展,熟悉各种牙周手术的过程,能运用牙周专科理论知识和专科护理技能,在临床护理工作中,为医生提供规范的护理配合,提高医生的工作效率和医疗质量,保障院内感染控制,为患者提供优质的护理。

本书密切与临床结合,图文结合,实用性强,可作为口腔临床护理人员临床借鉴。希望《牙周临床专科护理技术》一书能为广大临床护理人员提供实用性强、操作性强的信息,为规范牙周专科临床护理配合、指导牙周专科护理人员的临床操作提供帮助。

本书承蒙中华护理学会口腔护理专业委员会主任委员、中华口腔医学会口腔护理专业委员会主任委员、北京大学口腔医院护理部主任李秀娥主任护师百忙之中作序！本书在编写过程中，得到了南京大学医学院附属口腔医院孙卫斌教授的深切关注和大力支持，并拨冗对全书进行审核，不厌其烦地给予精心指导，在此表示衷心感谢！对各编者的通力合作与辛勤付出，在此一并表示感谢！

　　由于编者的经验水平有限，难免有不成熟和疏漏之处，恳请各位前辈、同仁不吝赐教！

姚志清　　任阳

2018 年 8 月

目录

Contents

附录

第一章

牙周专科基础护理

第一节　牙周病科基础护理工作要求

　　牙周病是口腔最常见的疾病之一,患者治疗周期长,复诊多,流动性大。在整个治疗周期中对治疗护理要求高,不但有解除痛苦、恢复功能以及美观的需要,同时在整个治疗中要得到舒适的就诊体验。因此,护士在接诊病人的过程中,应从患者的需要出发,努力给患者提供更优质的护理服务。

【行为规范】

　　1. 护士仪表端庄、精神饱满,着装规范。

　　2. 礼貌用语,热情服务,耐心回答患者的问题,做好首问负责制。

　　3. 诊室内做到四轻,即说话轻、走路轻、关门轻、操作轻。

　　4. 注意保护患者的隐私。

　　5. 不谈论与工作无关的话题。

【素质要求】

　　1. 良好职业道德和敬业精神　口腔科门诊护士工作量大、面对的患者多,一项治疗通常要花费较长的时间,需要护士有爱心、耐心和奉献精神。

　　2. 扎实的专业基础知识和娴熟的专科操作技能　扎实的专业知识和专科操作技能是护理配合的基础,只有基础坚实,才能与医生配合默契,取得事半功倍的效果。

3. 较强的感染控制能力 口腔科对牙椅、器械和管道的感染控制规范直接关系到患者的诊疗安全。

4. 丰富的人文知识和心理护理知识 牙周患者治疗周期长，对复诊的要求高，牙痛、口臭等对患者身心影响较大，因此护士应具备较强的心理护理知识，对患者给予人文关怀。

5. 良好的人际沟通能力 牙周病科护士的工作内容包括椅旁护理、清洁消毒、卫生宣教、患者预约、材料管理及患者接诊转诊安排等，要求护士具备一定的语言交流能力，特别是协调沟通能力，善于处理医生、患者、科室、院方等多重关系。

6. 不断学习的精神 在科学高速发展的今天，各种先进的医疗器械、设备及新的治疗方法的出现，要求护士具有学习新知识的精神和能力，以更好地为患者服务。

7. 敏锐的疾病观察能力与娴熟的急救技能 患者在门诊手术与非手术的治疗过程中，由于紧张、患有基础疾病、空腹等多种原因导致椅旁意外的发生，要求护士具备敏锐的观察能力和娴熟的急救技能，保证患者的安全。

8. 健康的体魄和良好的职业形象 牙周病科护士工作量大，操作精细，环境压力大，必须具备健康的身体素质。同时，患者是慢性病，治疗过程以建立健康生活方式为基本目标，因此，护士要通过整洁文明的职业形象潜移默化地引导患者。

【诊室要求】

1. 保持诊室安静、整洁和光线充足，以自然光最理想，室温保持在 20～24℃，相对湿度在 55%～60%，使患者身心放松，配合治疗。

2. 设备器材摆放应以方便操作为宜。

【沟通技巧】

1. 掌握语言的艺术 语言交流在整个护患沟通过程中起着非常重要的作用。进行语言交流时护士语调要柔和，声音要和谐，与患者交流内容要有针对性，选择患者易接受的语言进行交流。

2. 善于倾听 优秀的护士首先是优秀的倾听者。病痛经过倾诉便能消除一半，这是许多慢性病患者的切身感受。倾听应该是护士的基本功，要能够让患者充分表达内心想法和感受，还要让患者清楚地知道护士了解他的想法和感受。沟通过程中要做到把握主题、排除干扰、集中精力、多维思考，在沟通中注意尊重对方，不轻易打断对方讲话。

3. 有同情心 悲悯与同情是医务人员的基本素质。护士应站在患者的立场想问题，在交代治疗计划而患者不能理解时，要探寻患者在接受治疗计划上的障碍及其根源,有的放矢地劝服患者。假如护士在与患者谈话开始就表示出强烈的同理心,让患者体会到护士的同情、怜恤和理解,护患沟通就能够顺利地开展。

4. 幽默使沟通更顺畅　幽默作为一种优美的健康品质,恰如其分地运用会激励患者,把就诊过程变为轻松愉快的体验。当然幽默要根据对象、环境以及当时的气氛而定,也有一些忌讳:首先要掌握好场合和时机,不要随意幽默;其次是要有分寸,可以自嘲,但绝不能拿对方作为笑料。

5. 接待恼怒患者的注意点　在门诊接诊过程中,难免会遇到因病痛、困惑、失望而情绪暴躁的患者,护士应积极应对。可先把患者请到一个不会影响科室正常运作的地方,这是有效解决问题的外部条件。情绪激动的患者往往会有过激的言行,护士必须保持冷静,在患者愤怒情绪还处于萌芽状态时加以有效控制,而不是火上浇油,护士要用正确的言行来改变患者。同时,谦卑地接受患者的公正客观的评价,对有任何一点合理性的批评都表示赞同,不但不会"丢面子",反而是一种自信力的表现。

第二节　牙周病科诊疗接诊及回访流程

牙周治疗是一系列有序、分阶段的治疗过程,常分为四个阶段,包括病因治疗及可能需要的手术、修复、正畸治疗等(图 1-1)。在第一阶段的牙周常规治疗结束后即应进入维护阶段,即进行"牙周支持治疗"。针对临床牙周诊疗的流程(图 1-2),制定一套规范合理的护理接诊流程,将有效地分流患者就诊时间段,提高诊间护理质量,并提升门诊整体服务水平。

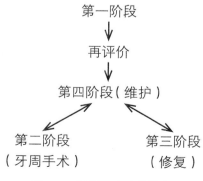

图 1-1　牙周诊疗阶段的顺序

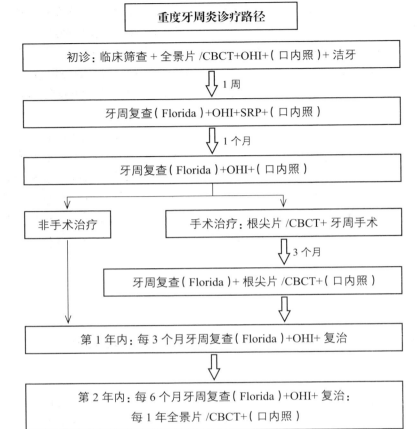

图 1-2　重度牙周炎诊疗路径

牙周病科诊疗护理接诊流程：

分诊台接诊——诊室接诊——诊后回访

【分诊台接诊】

分诊台护士应具有专科知识，说话文明，积极主动，对就诊患者进行疏导，维持候诊区的就诊秩序。为患者提供诊前咨询，根据患者的病情合理灵活地安排就诊，如急重症患者、老年患者可优先安排就诊。对初次就诊患者，通过初步咨询发现不属于本科室诊疗范围的，应及时更换科室。

【诊室接诊】

接诊步骤：

1. 引导患者至就诊椅位,准备常规检查物品,协助患者戴头帽、口围;备漱口液,嘱患者含漱1分钟。调节椅位,取舒适体位。

2. 查阅患者病历,初步了解患者一般情况、既往病历、现病史、家族史、过敏史等。

3. 协助医生进行常规检查和辅助检查。告知患者诊疗步骤、注意事项及相关费用,必要时签订知情同意书。

4. 指导患者填写《牙周病认知水平问卷调查表》(见附录1),了解患者的认知水平、依从性。

5. 根据诊疗计划,配备治疗用物,配合完成治疗。治疗过程中严格遵守临床操作规范,密切观察患者反应,适时给予安抚。

6. 诊疗结束,协助患者去除头帽、口围,终末处理,使用含氯消毒纸巾擦拭牙椅及治疗仪器表面。

7. 安排患者预约复诊,引导患者至缴费窗口缴费及挂预约复诊号。

8. 协助患者整理病历,包括病历处方、X线片、检查报告等。

9. 口腔卫生指导,依据《牙周病认知水平问卷调查表》结果,针对患者的认知水平、依从性,个性化地指导患者掌握正确的控制菌斑方法。

10. 对患有全身系统性疾病(如高血压、糖尿病、心脏病)的患者,嘱其积极治疗,对吸烟患者,劝其戒烟。

11. 嘱患者按时复诊,尤其是对维护期治疗的患者,因周期较长,要协助患者标注出复诊时间,告知患者预约方法(提前电话预约),定期复诊。

【注意事项】

1. 治疗过程中严格遵守临床操作规范,密切观察患者反应,适时给予安抚。

2. 要把知情同意贯穿于整个诊疗过程中,诊疗前告知患者病情、诊疗步骤、配合方法及费用。诊疗中密切观察患者反应,给予安抚。诊疗后告知注意事项。

3. 患者每次就诊诊疗前进行评估,评估其对疾病的认知水平、依从性。针对患者不同阶段的认知水平,制定个性化的口腔卫生指导。

【诊后回访】

诊后回访旨在为患者提供连续性的医疗服务,强化患者自我口腔维护的意识,普及口腔医疗知识,以及医疗质量的满意度调查。故诊后回访一般分为两种:诊疗后满意度调查(附录2)和术后回访(附录3)。通过满意度调查,定期随机选择患者进行回访,了解患者诊疗过程中的感受,听取患者意见,提高医疗服务质量。而术后随访,采用开放式的问题,及时了解患者术后并发症,并对患者进行健康指导。

注意事项：

1. 遵守保密原则，不可泄露患者信息。

2. 一般选择工作日工作时间进行电话回访，以上午9:00～10:00，下午2:00～4:00为宜，避免打扰患者。

3. 回访时使用文明用语，态度诚恳，语气平和，客观地接受患者反馈的信息。如有不满意见，及时反馈至上级部门。

4. 术后回访采用开放式提问，适当引导患者描述与疾病相关的信息，如疼痛、出血、肿胀等，避免赘述与疾病无关的内容。

5. 回访过程中，对患者提出的情况做出耐心解答，对其进行健康指导，消除疑虑。

6. 回访后的资料要整理归档。

第三节　口腔卫生指导

菌斑控制是治疗和预防牙周病的必需措施，是牙周病基础治疗的重点。菌斑是牙周病的始动因子，即使除去之后还会不断地在牙面重新形成，因此必须坚持每天彻底地清除菌斑，才能控制牙周病的发生和复发。在治疗开始前即向患者说明菌斑的危害性及菌斑控制的重要性，仔细耐心地教会患者控制菌斑的方法，并在治疗过程中随时检查和指导，针对患者的具体情况，向其推荐合适的控制菌斑的方法。

【相关基础知识】

一、刷牙

正确的刷牙方法被普遍认为是维护口腔卫生最有效的方法。刷牙可以按摩牙龈、增强牙龈组织的坚韧性。故口腔专业人员应全面了解各种牙刷及刷牙方法，以正确指导患者维护口腔卫生状况。

（一）Bass刷牙法（龈沟法）

能够有效地去除龈缘周围和下方的菌斑。清洁开放的邻间区、外形高点下方的牙颈部和暴露的根面。

（1）将刷毛指向根尖方向，刷毛与牙长轴呈45°角。

（2）轻轻加压使刷毛末端进入龈沟，并盖过龈缘。颤动牙刷，前后短距离来回拂刷。依次拂刷每个牙齿的每个面，每一部位至少刷 10 次。注意刷毛不可离开龈沟，勿用力过猛使刷毛弯曲。

（二）电动牙刷刷牙法

机械性地去除牙齿和牙龈周围的菌斑和食物残渣，减少牙石和色素。

常见的电动牙刷刷头运动方式有三种：① 刷头作往复直线运动；② 旋转运动；③ 兼有两种刷头的成套电动牙刷。

使用方法：

1. 阅读"使用说明"，选择相适宜的模式。

2. 刷头蘸取适量牙膏，均匀涂抹在各个牙面上，以防牙膏在刷头振动时飞溅。

3. 按照刷牙的顺序清洁各个部位。注意清洁龈缘和牙面，可分开清洁。

4. 清洁前牙区以及扭转、拥挤和错位牙时可竖向操作，使用牙刷的尖端部分。

二、牙间菌斑控制

一般的刷牙方法只能清除菌斑的 70% 左右，在牙齿的邻面常余留菌斑。因此，还应加强对牙齿邻间隙处菌斑的控制。清洁邻间隙的工具主要有：牙线、牙线束、牙间刷、牙签、单束牙刷及冲牙器等。

（一）牙线（图 1-3）使用方法

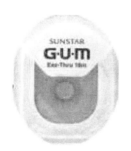

图 1-3　牙线

1. 取一段长 15 ~ 20 cm 的牙线，两端并拢打结，形成一个线圈。

2. 用双手的示指和拇指将线圈绷紧，两指间相距 1 ~ 1.5 cm，将此段牙线轻轻从牙合面通过两牙之间的接触点。如接触点较紧不易通过时，可作颊、舌向拉锯式动作，即可通过。

3. 将牙线紧贴一侧牙面的颈部，并呈 C 形包绕牙面，使牙线与牙面接触面积较大。

4. 牙线贴紧牙面并进入龈缘以下，由龈沟向切龈方向移动，以"刮除"牙面上的菌斑,每个邻面重复 3～4 次。

5. 随即将牙线包绕该牙间隙的另一侧牙面,重复 3～4 次。

6. 将牙线从该邻间隙取出,放入领牙的间隙中,重复 3～5 次。

7. 如此依次逐个将全口牙齿的邻面菌斑彻底清除,包括最后一个磨牙的远中面。每清除完一个区域的菌斑后,以清水漱口,以漱净被"刮下"的菌斑。牙线对清除牙领面的菌斑很有效,尤其对牙间乳头无明显退缩的牙间隙最为适用。

(二) 牙间刷(图 1-4)使用方法

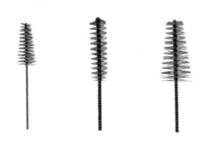

图 1-4 牙间刷

状似小型试管刷,为单束毛刷,有多种大小不同的形态和型号。

1. 使用的牙间刷必须要比清洁的牙间隙略宽。

2. 根据牙间隙大小选择相应型号的牙间刷。

3. 使用过程中在刷上颌时,刷头稍向下倾斜,刷下颌时,刷头稍向上倾斜,以免损伤牙龈。

(三) 冲牙器(图 1-5)

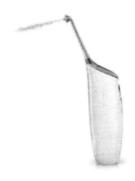

图 1-5 冲牙器

冲牙器,又称水牙线,是利用水流的压力来清洁牙齿缝隙,作用与牙签、牙线类似,但比牙签、牙线清洁的效果更好,而且不会因为用刚性物体直接接触牙龈,对牙龈造成物理伤害。目前市场在售的产品主要有以下三种类型:① 自来水压力型,直接安装在水龙头上,进行牙缝清洁;② 水泵压力型,利用脉冲泵的原理,喷出脉冲型的水珠,对口腔进行深层次的清洁;③ 便携水泵压力型,水泵压力型冲牙器的便携版设计。

冲牙器的使用方法:

1. 仔细阅读使用说明书,按安装步骤操作。

2. 加入清水,将冲牙器各关节连接好。将喷嘴对准牙间隙,贴紧,按下按钮冲洗牙间隙。

3. 逐步移动重复操作冲洗所有牙间隙。使用初期,调节功率从最低挡开始,待适应后再逐级调节功率。

4. 使用时要注意用电安全,干燥保存,定期更换喷头,一般每 3 个月更换一次。

【护理目的】

指导患者掌握正确的控制菌斑方法。

【护理评估】

1. 评估患者的病情及治疗情况。

2. 评估患者的心理状态、认知情况及配合程度。

3. 解释操作流程。

【用物准备】

常规用物:检查器械(口镜、镊子、探针)、菌斑指示剂、牙刷、牙线、口杯。

【操作流程】

1. 操作前准备 阅读病历,协助医生做认知水平问卷调查(附录1)。

2. 根据调查评估结果,进行相应口腔卫生指导。针对个体差异性,提出"序列口腔卫生宣教"概念,即不同认知水平、依从性的患者,采用相应阶段的控制菌斑的方法。序列口腔卫生宣教,分为三阶段(详见附录4)。

3. 调节椅位,安置患者舒适体位,准备菌斑指示剂。协助患者漱口。

4. 备牙刷,指导患者正确的刷牙方法,以 Bass 刷牙法为例。

(1)将刷头放于牙颈部,毛束与牙面成 45°角,毛端向着根尖方向,轻轻加压,使毛束末端部分进入龈沟,一部分在沟外并进入邻面。

(2)牙刷在原位近、远中方向水平颤动 4~5 次,颤动时牙刷移动仅约 1 mm,这样可将龈缘附近及颌面的菌斑揉碎并从牙面除去。

(3)刷上下前牙的舌面时,可将牙刷头竖起,以刷头的前部接触近缘处的牙面,作上下的颤动。

（4）依次移动牙刷到邻近的牙齿,重复同样的动作。

（5）全口牙齿应按一定顺序刷,勿遗漏,并保证刷到每个牙面。每次移动牙刷时应有适当的重叠以免遗漏牙面,尤其是牙列的舌、腭面也应刷到。

5. 备牙线,指导如何使用牙线,依次逐个将全口牙齿的邻面菌斑彻底清除,包括最后一个磨牙的远中面。每清除完一个区域的菌斑后,以清水漱口,以漱净被"刮下"的菌斑。

6. 评估牙面菌斑指示剂清除状况,查遗补漏,协助患者彻底清除染色（图1-6）。

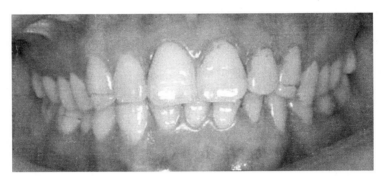

图 1-6　菌斑显示剂

【护理要点】

1. 操作前做问卷调查,了解患者的认知水平及依从性。

2. 根据患者口腔状况,选择刷头要大小适中,刷毛适中及合适的牙间隙清洁工具。

3. 刷牙及间隙清理时注意力度,避免损伤牙龈。

4. 全程密切监测菌斑清除情况,必要时拍摄口内照,前后对照,让患者有直观的认识,了解自己菌斑控制的实际情况,以提高积极性和依从性。

5. 完善宣教册内容,多采用直观图片,易于患者记忆学习。

6. 口腔卫生指导,个性化是重点,根据患者认知水平和依从性的不同,制定不同的维护口腔健康的方法,提倡"序列口腔卫生宣教",并将其分三阶段制定成彩色宣传册,便于患者学习。

【健康宣教】

1. 向患者交代炎症过重时,刷牙出现轻微出血属正常现象。

2. 刷牙时间不得少于 3 分钟。

3. 早、晚各一次。

4. 选择保健牙刷,每个月更换一次,如刷毛损伤变形应立即更换。

5. 刷牙与间隙清洁相结合,缺一不可。

6. 吸烟患者,劝其戒烟。

7. 患有全身系统性疾病(如高血压、心脏病、糖尿病等)者,嘱其积极配合治疗,使各项监测指标维持在正常范围内。

第二章

牙周检查的临床记录

第一节　牙周临床检查记录表

　　牙周临床检查是牙周病诊断最重要的部分。检查项目较多,全口牙周检查工作量也比较大,需要医生和护士一同做好牙周检查表的记录填写。牙周检查包括:牙龈、牙周袋、根分叉、附着龈宽度、牙齿松动度、牙位、修复体、X 线片,以及菌斑和牙石九个部分。护理配合的任务主要是按照规范要求将检查数据记录在探查表中,同时,牙周专科护士可以根据医生医嘱进行牙周检查记录。

【相关基础知识】

　　常用的牙周检查项目包括:牙龈、牙周袋、根分叉、附着龈宽度、牙齿松动度、牙位、修复体、X 线片及菌斑和牙石九个部分。临床记录包括对口腔卫生、炎症程度和牙周组织破坏与功能水平的评估。

　　（1）出血指数（bleeding index, BI）:（Mazza 法）

　　0= 牙龈健康,无炎症及出血

　　1= 牙龈颜色有炎症性改变,探诊不出血

　　2= 探诊后有点状出血

　　3= 探诊出血沿牙龈缘扩散

　　4= 出血流满并溢出龈沟

　　5= 自动出血

　　（2）探诊深度（probing depth, PD）:临床探诊上皮附着到龈缘的距离,以

"mm"计（图2-1）。

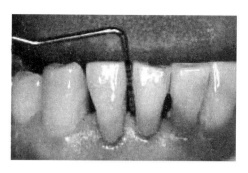

图2-1 探诊

（3）溢脓：挤压袋壁观察袋口是否有脓性分泌物，以"+"或"-"记录。

（4）菌斑指数（plaque index, PLI）Silness and Löe法

0= 龈缘区无菌斑

1= 龈缘区的牙面有薄的菌斑，但视诊不易见，若用探针尖的侧面可刮出菌斑

2= 在龈缘或邻面可见中等量的菌斑

3= 龈沟内或龈缘区及邻面有大量软垢

（5）牙龈退缩：龈缘至CEJ距离（牙龈缘－CEJ）当牙龈缘位于釉牙骨质界（CEJ）根方时。

（6）松动度（TM）

Ⅰ度：仅有颊舌向动度

Ⅱ度：颊（唇）舌向及近远中向均有动度

Ⅲ度：颊（唇）舌、近中远中和垂直均松动

或者：

Ⅰ度：松动超过生理动度，但幅度在1 mm以内

Ⅱ度：松动幅度在1~2 mm

Ⅲ度：松动幅度在2 mm以上

（7）根分叉病变（FI）Hamp分度法

Ⅰ度病变：用探针能水平探入根分叉区，探入深度未超过牙齿宽度的1/3；

Ⅱ度病变：根分叉区骨质的水平性被破坏超过宽度的1/3，但尚未与对侧贯通；

Ⅲ度病变：根分叉区骨质已有贯通性的破坏。探针已能畅通。

（8）附着丧失（attachment loss, AL）：附着水平即是从釉牙骨质界到袋底上皮附着的距离。临床检查时，先测量龈缘至袋底的距离，然后再测量龈缘至釉牙骨质界的距离。龈缘在釉牙骨质界根方时，其测量值为正数；龈缘在釉牙骨质界冠方时，其值为负数。将袋深度与釉牙骨质界至龈缘距离值相加，则为附着水平。

（9）咬合关系。

（10）其他：如探诊出血（bleeding on probing, BOP）指牙周探查出血占全部探查点的百分比。

【护理目的】

辅助医生进行牙周检查，并将检查结果准确记录下来，为疾病的诊断、治疗提供依据。

【护理评估】

1. 患者的病情、治疗情况，意识状态。

2. 患者的心理状态、配合程度。

3. 向患者解释操作目的、流程及配合方法。

【用物准备】

1. 患者准备

（1）病例了解患者的既往史、现病史、家族史、过敏史、全身情况及口内情况等。

（2）X线片、根尖片、全景片或CBCT。

2. 用物准备

（1）药品用物：复方氯己定含漱液、碘伏棉球、75%酒精棉球。

（2）常规物品：一次性检查器械盘（口镜、镊子、探针、头帽、口围）、牙周探针、漱口杯、口罩、无菌手套、牙周探查表（图2-2）、笔。

3. 环境准备　室内环境应舒适、安静，使病人身心放松，配合检查。

【操作流程】

操作流程见表2-1。

表 2-1　操作流程

医生操作流程	护士配合流程
1. 探查前准备 （1）阅读病历，了解患者全身健康状况及检查结果，向患者交代探查的目的及相关费用； （2）告知患者配合方法	准备患者资料病历，化验结果报告单，X线片 备牙周探针，详细记录医生检查数据

（续表 2-1）

医生操作流程	护士配合流程
2. 探查流程 （1）消毒：复方氯己定消毒口内，用碘伏棉球消毒患者口内； （2）探查：牙周探针应沿着牙齿长轴在各个面进行探查，通常分别在牙的颊（唇）、舌面远中、中央、近中测量。每个牙要记录6个位点的探诊深度	辅助病人戴头帽、口围，取舒适体位； 　给予复方氯己定漱口液，嘱患者含漱1分钟，备碘伏棉球消毒； 　递牙周探针给医生，调节灯光； 　探诊顺序：远中—中央—近中。牙周检查记录牙位顺序为：18颊侧远中-28颊侧远中-28舌侧远中-18舌侧远中；48颊侧远中-38颊侧远中-38舌侧远中-48舌侧远中。 　检查过程中，应注意观察病人牙龈出血情况，及时嘱病人漱口，并用75%酒精棉球擦去牙周探针上的血液，以保证测量的准确性
3. 探查后处理 　告知患者检查结果，制定治疗方案	椅位复位，协助患者除头帽、口围； 　终末处理

【护理要点】

1. 记录前标注出牙列缺失情况。

2. 护士坐在病人的左侧（1-3点位），记录时不断与检查者核对检查牙位，避免位点记录错误。

3. BOP记录是在PD记录的数字上用红色笔画圈。

4. 探查过程中及时调整灯光，注意观察出血情况，嘱病人漱口，用75%酒精棉球擦拭牙周探针，确保测量的准确性。

5. 探查过程中，若有不适举手示意，避免头部晃动，造成口内损伤。

【健康宣教】

1. 指导患者控制菌斑的方法，定期复诊。

2. 探诊过程中少量出血属正常现象，当天可恢复。

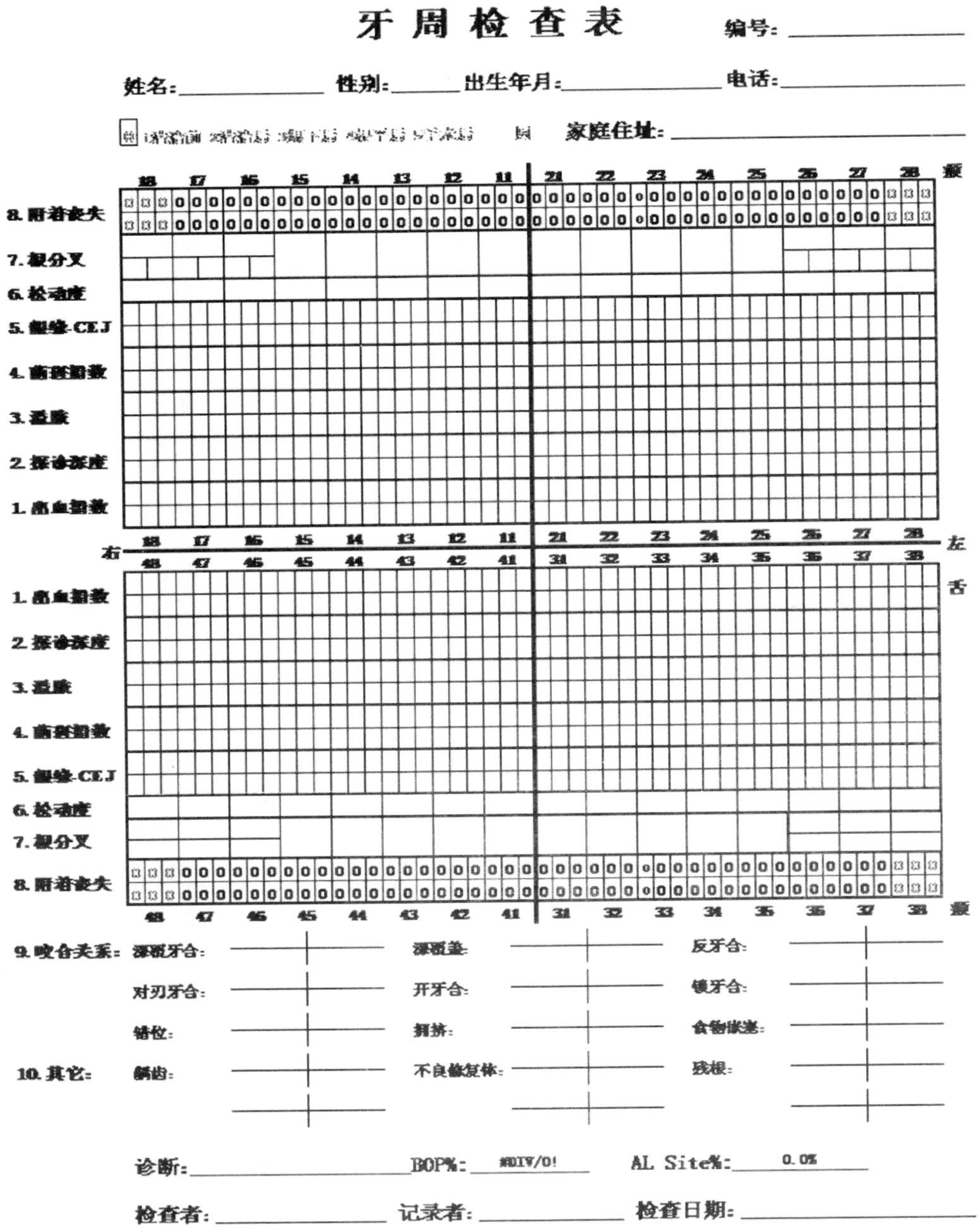
牙周检查表　编号：

姓名：　性别：　出生年月：　电话：

家庭住址：

颊

18 17 16 15 14 13 12 11 | 21 22 23 24 25 26 27 28

8. 附着丧失

7. 根分叉

6. 松动度

5. 龈缘-CEJ

4. 菌斑指数

3. 溢脓

2. 探诊深度

1. 出血指数

18 17 16 15 14 13 12 11 | 21 22 23 24 25 26 27 28

右　左

48 47 46 45 44 43 42 41 | 31 32 33 34 35 36 37 38

舌

1. 出血指数

2. 探诊深度

3. 溢脓

4. 菌斑指数

5. 龈缘-CEJ

6. 松动度

7. 根分叉

8. 附着丧失

48 47 46 45 44 43 42 41 | 31 32 33 34 35 36 37 38

颊

9. 咬合关系：深覆牙合：　深覆盖：　反牙合：

对刃牙合：　开牙合：　锁牙合：

错位：　拥挤：　食物嵌塞：

10. 其它：龋齿：　不良修复体：　残根：

诊断：　BOP%：#DIV/0!　AL Site%：0.0%

检查者：　记录者：　检查日期：

图 2-2　牙周探查表

第二节 牙周电子压力敏感探针的使用方法

Florida 探针是第三代与计算机相连的压力敏感电子牙周探针,也是第三代牙周探针之一。使用该探针进行牙周探诊时,其探诊力量可控且恒定,探诊数据可由计算机系统自动记录并保存。在多次检查后,自动生成对比曲线图。电子牙周探针不仅是紧密的医疗器械,需要专业性的维护和使用,同时,由于使用探针时需要技术的稳定,所以需要专人反复练习,使检查结果更具准确性。因此,许多牙周专科是由专科护士专人进行使用和操作。

【相关基础知识】

Florida 探针系统探针由手柄、脚踏、光导解码器、USB 数据转换器和计算机存储系统组成(图 2-3)。包括一次性使用带探针尖的手柄和可消毒手柄及探针尖两种,探针尖直径 0.2 mm,读数精确度可达 0.2 mm。检查项目包括:龈退缩(GR)、牙周袋深度(PD)、根分叉(FI)、菌斑(PI)、松动度(TM)、膜龈交界(MGJ)。

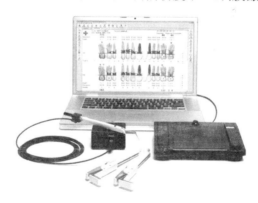

图 2-3 Florida 探针系统

【护理目的】

让患者了解使用 Florida 探针检查的目的和意义。同时让患者认识到他们所面临的风险因素,以及这些风险因素将如何影响其牙周病进展。

【操作准备】

1. 环境准备 保持诊疗环境整洁、安静,诊室温度、湿度适宜。

2. 护士准备　护士衣帽整洁,洗手,戴口罩和手套。

3. 物品准备　一次性器械盘,一次性探针手柄,0.5% 碘伏棉球,75% 酒精棉球。

4. 患者准备　向病人解释操作流程,消除患者的紧张情绪,以取得患者的配合。并交代相关费用问题,签署知情同意书(见附录 5)。

【操作流程】

1. 初诊患者

(1)新建文档,详细询问病史并进行护理评估,录入患者信息,危险因素(全身系统疾病)及 risk(风险评估)信息(包含系统性疾病、吸烟、药物、暂时、病史五个方面),进入 Periodontal Page 栏选择所需检查项目,即探诊深度(PD)、根分叉指数(FI)、菌斑指数(PI)、松动度(TM)(初诊病人登记流程如图 2-4 所示,共7 步)。

(2)安装探针手柄,并校对。

(3)检查并记录患者牙列情况。

(4)使用 0.5% 碘伏棉球消毒全口牙龈,按系统提示进行各项目检查。探诊顺序:18 颊远中—28 颊远中—28 舌远中—18 舌远中—48 颊远中—38 颊远中—38 舌远中—48 舌远中。松动度检查顺序:18—28;38—48。

(5)检查完毕,确认诊断,打印结果(检查结果如图 2-5 所示)。

(6)协助患者恢复体位,终末处理。

初诊:

① 录入患者信息

② 检查项目

③ 校准探针步骤 1

④ 校准探针步骤 2

⑤ 输入缺失牙步骤 1

⑥ 输入缺失牙步骤 2

⑦ 患者诊断

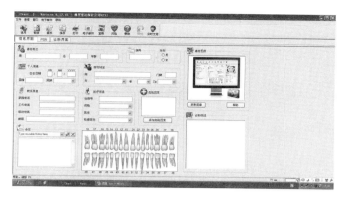

a　录入患者信息

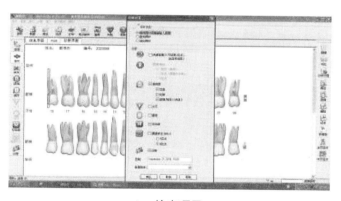

b　检查项目

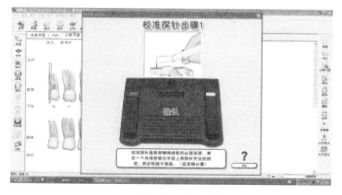

c　校准探针步骤 1

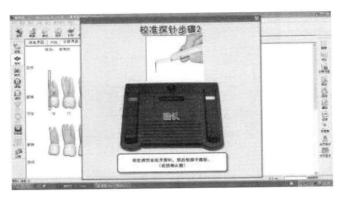

d 校准探针步骤 2

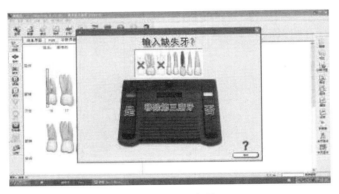

e 输入缺失牙步骤 1

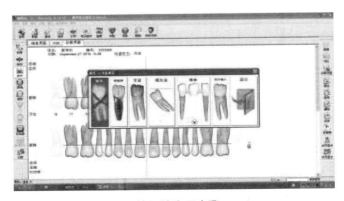

f 输入缺失牙步骤 2

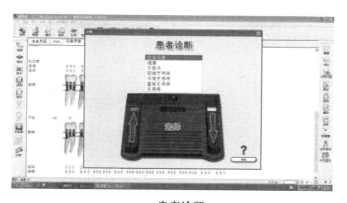

g 患者诊断

图 2-4 初诊病人登记流程

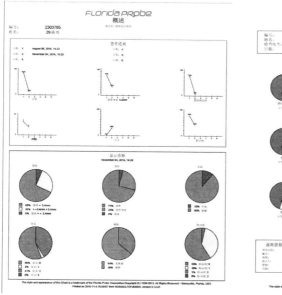

a

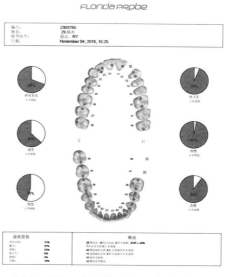

b

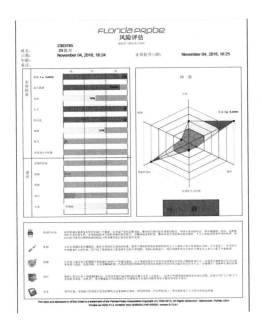

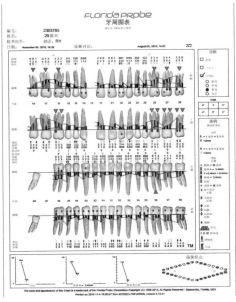

c   d

图 2-5 检查结果

2. 复诊病人 查找复诊患者记录,进入 Periodontal Page 栏,进入复诊对话框。检查同上(复诊病人登记流程如图 2-6 所示,共 2 条)。

复诊:

① 查找患者信息

② 调出探查记录表

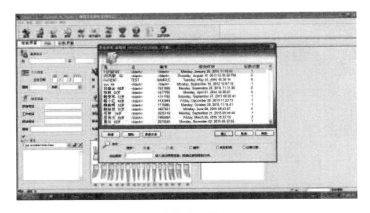

a 查找患者信息

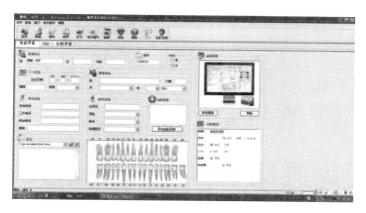

b　调出探查记录表

图 2-6　复诊病人登记流程

【护理要点】

1. 遵守无菌操作原则。

2. 如使用一次性 Florida 探针,使用前用 75% 酒精棉球擦拭。

3. 探诊过程中探诊出血,嘱病人漱口,并使用 75% 酒精棉球擦拭探针,避免影响探诊结果。

4. 术后医嘱　术中稍有不适及出血属正常情况,一般操作结束后,不适症状即可消失。

5. 根据检查结果危险因素图标,对患者进行健康宣教,减少或降低危险影响因素。

6. 根据菌斑分布图,告知患者正确的控制菌斑的方法,提高依从性。

第三章
牙周临床病例照相基本技术

　　采集临床资料是专科护理工作的重要内容。口腔内摄影可客观具体地显示许多临床直接观察不清的表现或变化，有时还可以反复仔细地观察分析，所以成为临床观察分析的有用的辅助方法。通过口腔内照片的对比观察，分析评估患者的治疗过程和临床表现，还为及时调整治疗方案提供依据。从另一方面说，通过将治疗前后口腔内照片展示给患者，可使患者客观地掌握自己的临床状况，更好地理解问题及治疗方案。通过术前、术后的对比，使患者更加了解治疗效果，增加治疗信心。牙周专科护士要根据临床需要，与医生一起，共同完成口腔内摄影工作。同时，还要对照片进行必要的归类、整理、编排，为临床、教学和科研积累必要的资料。由于口腔内摄影技术要求高，器械使用也具有专业性，因此，要做好口腔内摄影工作，必须掌握相应的知识和技术要领。作为牙周专科医疗团队的一员，专科护士的作用日渐显现。

第一节　口内摄影设备与器材

　　由于口腔临床摄影的特殊性，口腔内摄影属于微距摄影，需要使用专门拍摄设备，因此在器材的选择上也具有明显的特殊性。除了照相机本身，还需要组装微距镜头和环形闪光灯。

一、数码相机

目前市场上的数码相机功能越来越强大,但在临床上,我们一般使用能换镜头的单反相机。

二、镜头

按照焦点距离不同,摄影镜头一般有广角镜头、标准镜头、长焦镜头等。根据拍摄的需要,口内摄影推荐使用焦距为 100 mm 左右的微距镜头。

三、闪光灯

由于口内摄影需要拍摄较大景深的影像,在临床上一般选择外接型闪光灯,以提供适合的辅助光源,从而达到适宜的曝光度。外接型闪光灯类型一般有两种:环形闪光灯和双头闪光灯(图 3-1)。

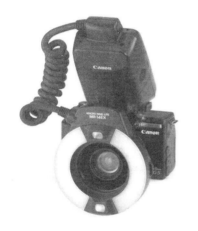
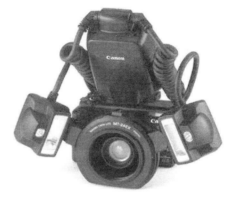

a　环型闪光灯　　　　　　　　　　b　双头闪光灯

图 3-1　外接型闪光灯

四、辅助器材

1. 背景布　用于术前面部肖像的拍摄,一般选择蓝色或灰色,直接悬挂于墙上。

2. 口角拉钩　用于牵拉唇颊组织,暴露口内软硬组织。口内摄影常用的口角拉钩有:小口角拉钩、W 型双头口角拉钩 、圆形口角拉钩(图 3-2)。不同部位的拍摄使用不同型号的口角拉钩。

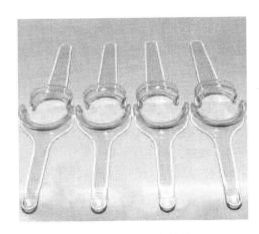

图 3-2　圆形口角拉钩

（1）小口角拉钩,适用于上下牙弓咬合面拍摄,能够更好地牵拉暴露,使患者尽可能地放松并张大口,同时避免拉钩进入摄影区。其使用方法是:

① 小口角拉钩或 W 形双头口角拉钩的小钩插入口唇后向左右尽可能大地打开;

② 打开幅度以略大于咬合面摄影用反光板宽度为佳。

（2）圆形口角拉钩适用于正面、侧面咬合和后牙舌侧面摄影,充分暴露牙体组织,便于反光板伸入口内。口腔内摄影通常使用圆形口角拉钩,但咬合面观摄影时,使用叉子形口角拉钩（小口角拉钩或 W 形双头口角拉钩的小钩）比较方便。圆形口角拉钩使用方法是:

① 半开口;

② 口角拉钩前端贴在下唇中央,沿着下唇向上方回转;

③ 向侧方拉开口角拉钩,并将其交给患者把持;

④ 用同样的手法安置另一侧;

⑤ 安装完毕后,让患者闭嘴（舌侧面和腭侧面像时张口 ）。

3. 反光板

（1）反光板的种类:根据拍摄部位不同,常常需要更换不同形状的反光板（图 3-3 ）。常用反光板有如下三种类型:

① 颌面反光板:用于拍摄上下牙弓咬合面及上下前牙腭／舌侧面;

② 颊侧反光板:用于拍摄颊侧咬合像;

③ 舌腭侧反光板:用于拍摄后牙舌腭侧像。

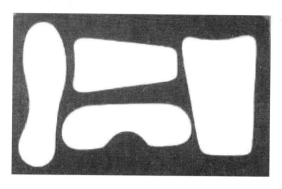

图 3-3　反光板

（2）反光板的握持方法：反光板的握持方法因摄影部位的不同而不同。

① 舌/腭侧面观摄影时的握持方法

第一种握持方法：从反光板下方，用左手拇指和食指夹住反光板，这是最常用的握持方法（图 3-4）。从反光板下方把握反光板，口腔内光线进入充足，可保证摄影时的光亮度。另外，将右侧摄影时的反光板的握持方法顺时针旋转 180°角，即成为左侧摄影时的反光板握持方法。

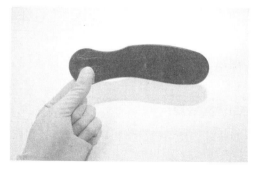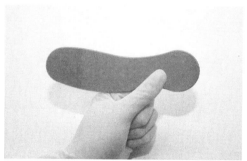

图 3-4　第一种握持方法

第二种握持方法：从反光板上方用拇指和食指夹住反光板的方法。适用于舌侧面观摄影（图 3-5）。这种握持方法在右侧摄影时，手腕横过患者的面部，需要考虑。而且，光线易被手腕遮挡。

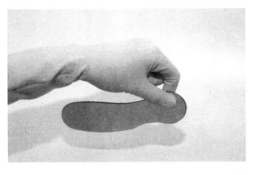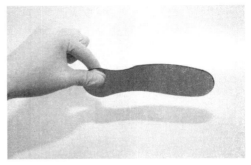

图 3-5　第二种握持方法

② 颊侧面观摄影时的反光板握持方法（图 3-6）

第一种握持方法：仅用于右侧摄影。左手像拿铅笔一样握住反光板。左侧摄影时采用反手握持方法。用拇指和食指握住反光板，将手心向上。

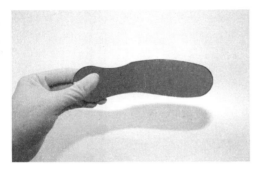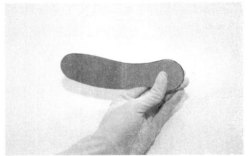

图 3-6　第一种握持方法及反手握持方法

第二种握持方法（图 3-7）：仅用于左侧摄影。针对反手第一种拿法不方便的人。

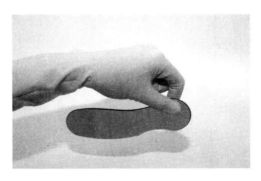

图 3-7　第二种握持方法

③ 咬合面观摄影时反光板的握持方法

下方支持法（图 3-8）：用于上颌部摄影。用大鱼际和从食指到小指握住反光板的方法。上颌摄影时可以向下颌方向加力，有利于张大口。

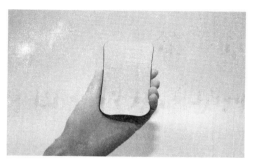

图 3-8　下方支持法

桥式支持法（图 3-9）：上颌、下颌摄影时通用。用 5 个手指尖握紧反光板边缘。反光板离开手心，处于悬浮状态。可以进行更精细的调整，但增加了指尖负担。

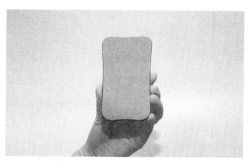

图 3-9　桥式支持法

拇指介导法（图 3-10）：用于上颌和下颌摄影。反光板前端用左手拇指和食指握住的方法。注意：不要把拇指摄入画面内。

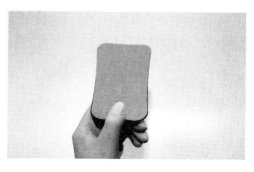

图 3-10　拇指介导法

4. 背景板 为了避免拍摄背景的混乱,尤其在拍摄前牙时,临床上常使用背景板来辅助摄影。背景板一般有黑背景和灰背景两种。黑背景常用于拍摄前牙。灰色是一种自然色,可以创造一种相对中性的环境,故灰背景常用来进行调节白平衡。

5. 辅助工具的消毒 临床使用的辅助工具均可进行高温高压灭菌或等离子灭菌。

操作步骤:

（1）预处理,冲洗擦干。

（2）反光板单独存放,避免利器刮花表面,必要时使用纸巾包裹隔离。

（3）浸泡消毒,擦干封塑,并高温高压灭菌。

第二节　基本方法

一、摄影基本知识

临床口内摄影时,一般采用手动模式,这就要求我们对摄影的一些基本概念和知识要有所了解。掌握基本的摄影知识,才能更好地利用摄影器械,拍出优质的口内照片。

在临床我们常会用到以下几种参数:

1. 快门速度 快门是镜头前阻挡光线。高速快门一般用来拍摄"动态",即"凝固运动"的作用;慢快门速度,一般在弱光环境下,增加进入相机内部的光线,以保证曝光量。

2. 景深（F值） 景深即被拍摄界面深度,指聚焦范围的宽度和广度。光线通过镜头聚焦在一个点上,而在焦点前后影像仍然有一清晰范围,在聚焦良好的图像中,仍然存在清晰部位和不清晰部位。对口腔内照片其清晰部位越大（被拍摄界面越深）,效果越好。

而景深可以通过调节光圈来调整。光圈越大,景深越浅;光圈越小,景深越深。

3. 感光度（ISO） 使用感光度时调整画面明暗的另一种方法。较高感光度适用于夜景拍摄等暗环境或者拍摄黑色的东西。口内摄影时一般选择较高感光度值。

4. 白平衡 调整光源修整色差,把白色物体还原为白色,这种功能称为白平衡。临床中一般使用闪光灯白平衡模式。

综上所述，为了成像照片的稳定性，在临床一般设为手动模式，并固定参数。推荐参数为：

快门：1/125；

F：22~32；

ISO：200；

白平衡：闪光灯模式；

对焦：多点对焦；

镜头：手动对焦。

二、基本方法

牙周临床病例口腔内规范摄影基本要素：

1. 拍摄放大倍率　统一倍率 1/2 或 1/3。

2. 拍摄张数　5 张或 9 张。

3. 拍摄部位

（1）5 张法：正面观、侧面观、咬合面观，共五个部位。

（2）9 张法：正面观、颊侧面观、上前牙腭侧面观、下前牙舌侧面观、舌侧面观、腭侧面观。

4. 摄影顺序　基本原则：先外后内，先右后左。

（1）5 张法摄影顺序：正面观——右侧侧面观——左侧侧面观——上颌咬合面观——下颌咬合面观。

（2）9 张法摄影顺序：正面观——右下后牙舌侧面观——右上后牙腭侧面观——左上后牙腭侧面观——左下后牙舌侧面观——右颊侧面观——左颊侧面观——上前牙腭侧面观——下前牙舌侧面观。

三、摄影流程

（一）摄影前准备

1. 用物准备　数码相机、反光板、口角拉钩、一次性器械盘、手套。

2. 摄影时姿势、体位、位置

座椅的调整——座椅的高度：靠背的底部在摄影者腿的中央附近。

靠背的高度：向摄影者方向抬约 30°。

患者面部抬起约 30° 为宜。

摄影者的位置：以座椅的右侧为原则。

摄影者基本姿势：摄影者双手握住相机，右手把持机身，左手托住镜头。摄影者上身前倾,左脚向前迈出,双腿分开前后站立,以便稳定对焦,同时通过弯曲膝盖调节对焦。

（二）不同部位摄影的操作要点

1. 正面摄影（1/3 倍，1/2 倍）

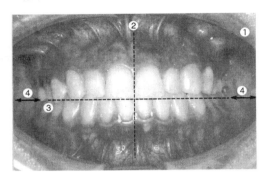

图 3-11　正面摄影构图

（1）摄影构图（图 3-11）

① 将口角拉钩手柄中央的位置与咬合平面位于一条直线上。首先,将其左右对称拉开；然后,再向前打开,让口角拉钩在画面的四角上均等配置。

② 将上颌中线位于图像中央（纵向）。

③ 将咬合平面与镜头线呈水平（横向）。

④ 使左右颊黏膜间隙均等,从正中到左右的牙齿数相等。

⑤ 将摄影透镜光轴正对准患者颜面。

（2）摄影姿势（图 3-12）

① 患者于相机的位置：患者面部的高度与摄影者放置的相机位置相同。

② 摄影区：患者稍抬高下颌。

③ 摄影者的姿势。

（3）要点：摄影姿势稳定后,确认咬合平面是否水平。咬合平面倾斜不水平的情况下,让患者移动上下颌,调整水平。患者面部向右偏转30°,便于镜头平面与咬合平面呈水平。双侧口角拉钩向外撑起,避免上下唇呈纺锤状遮挡摄影部位。

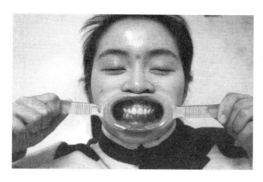
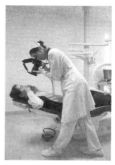

a　正面观患者头部位置　　　　b　正面观摄影者站姿

图 3-12　摄影时的姿势

2. 侧面摄影（1/3 倍）

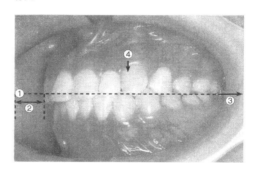

图 3-13　侧面摄影构图

（1）摄影构图（图 3-13）

① 口角拉钩左右手柄中心与咬合平面在一条线上。

② 前牙侧口角拉钩（非摄影侧）与前牙不接触。

③ 磨牙侧口角拉钩（摄影侧）尽可能打开。

④ 患者尖牙位置放置在图像中央。

（2）摄影姿势

① 右侧摄影时的姿势（图 3-14）：

· 患者与相机的位置：患者面部向左倾斜 30°；

· 摄影区：尖牙正对摄影者；

· 摄影者的姿势：摄影基本站立姿势。

② 左侧摄影时的姿势（图 3-15）：

· 患者与相机的位置：患者面部向右倾斜 50°；

· 摄影区：尖牙正对摄影者；

· 摄影者的姿势：摄影者基本站立姿势（图3-16、图3-17）。

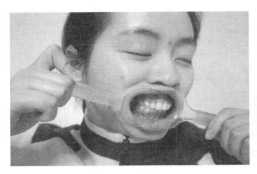 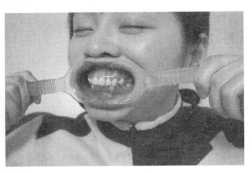

图 3-14　右侧侧面观患者头部位置　　　　图 3-15　左侧侧面观患者头部位置

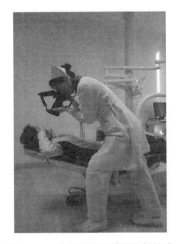 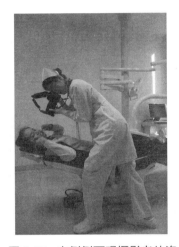

图 3-16　右侧侧面观摄影者站姿　　　　图 3-17　左侧侧面观摄影者站姿

（3）要点：为防止咬合平面向下方歪斜，将患者下颌稍稍向上抬起。

左侧摄像时，摄影位置与右侧相同，但患者面部向右侧转 50°，如有困难时，摄影者向左侧大幅移动，直到能观察到患者尖牙为止。

3. 舌侧面摄影（反光板像，1/2 倍）

（1）摄影构图（图3-18）

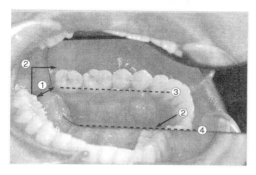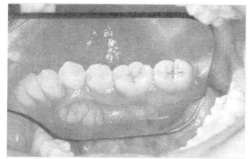

图 3-18　舌侧面摄影构图

① 光板离开摄影侧的最后磨牙。

② 牙列与反光板呈 90°以上［反光板手柄的边缘与非摄影侧的后磨牙（对侧 56 牙齿）接近］，角度越大越好。

③ 牙颈线位于反光板中央。

④ 反光板边缘与牙列平行。

⑤ 从正面对反光板摄影，一般以最后磨牙为界（或者 7 牙齿）。

（2）摄影姿势

① 右侧摄影时的姿势（图 3-19）

· 患者与相机的位置：相机放置在最接近反光板的合适位置；

· 摄影区：拉钩稍向下；

· 摄影者的姿势：摄影者基本站立姿势，左膝稍前屈（图 3-20）。

② 左侧摄影时的姿势（图 3-21）：

· 患者与相机的位置：患者面部稍向右偏移；

· 摄影区：口角拉钩稍向下；

· 摄影者的姿势：摄影者基本站立姿势，左膝稍前屈（图 3-22）。

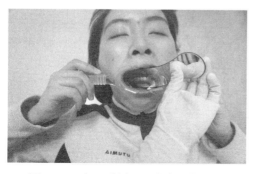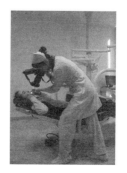

图 3-19　右下舌侧面观患者头部位置　　图 3-20　右下舌侧面观摄影者站姿

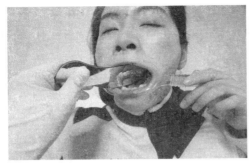
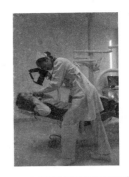

图 3-21　左下舌侧面观患者头部位置　　图 3-22　左下舌侧面观摄影者站姿

（3）要点：尽可能地放松舌头，将舌头放置在反光板的后方，使用拇指加压，向口腔底的方向压。尽可能地将反光板远离牙齿。

牙列与反光板呈 90°以上，角度越大越好［反光板手柄的边缘与非摄影侧的后磨牙（对侧 56 牙齿）接近］。

摄影构图以最后磨牙为界（7 牙齿）。

4. 上腭侧面摄影（反光板像，1/2 倍）

（1）摄影构图（图 3-23）

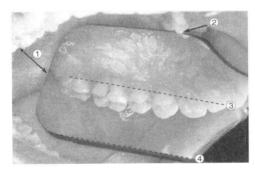
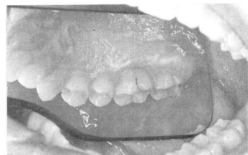

图 3-23　上腭侧面摄影构图

① 反光板从摄影侧离开最后磨牙区。

② 反光板手持部位的边缘接近非摄影侧的前磨牙区附近。

③ 牙颈缘线位于反光板的中央。

④ 反光板边缘与牙颈缘线平行。

⑤ 反光板正面摄影。

（2）摄影姿势

① 右侧摄影时的姿势（图 3-24）

·患者与相机的位置：相机放置在最接近反光板的合适位置；

·摄影区：稍压低上颌，从反光板正面摄影；

·摄影者的姿势：摄影者基本站立姿势，向前踏出一步，上身向斜上方弯曲，从侧向拍摄患者口内的位置（图3-25）。

② 左侧摄影时的姿势（图3-26）

·患者与相机的位置：患者面部稍向右偏移；

·摄影区：稍压低上颌，从正面拍摄反光板；

·摄影者的姿势：摄影者基本站立姿势，从正上方对反光板正面拍摄（图3-27）。

（3）要点：左侧摄影时患者上身向右转，反光板插入，不要接触到牙齿。

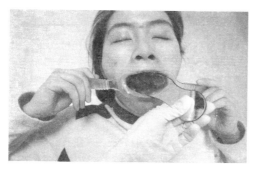

图3-24 右上腭侧面观患者头部位置

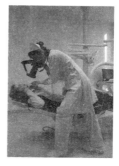

图3-25 右上腭侧面观摄影者站姿

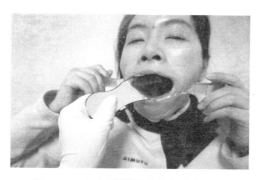

图3-26 左上腭侧面观患者头部位置

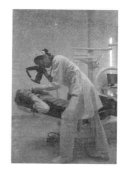

图3-27 左上腭侧面观摄影者站姿

5. 颊侧面摄影（反光板像，1/2 倍）

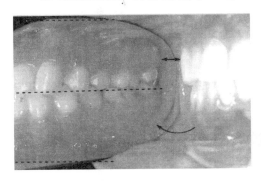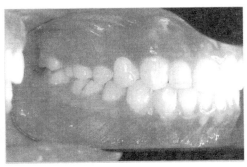

图 3-28　颊侧面摄影构图

（1）摄影构图（图 3-28）

① 拿掉摄影侧的口角拉钩（患者半张口,将反光板稍倾斜,插入口内,撑开颊侧）。

② 轻轻拉住对侧（非摄影侧）的口角拉钩。

③ 调整患者面部的方向（摄影者在患者右侧时,右颊侧拍摄时患者的面部转向右侧,左颊侧拍摄时面部转向正前方）。

④ 反光板远离牙列。

⑤ 牙列在反光板中央位置为好。

⑥ 反光板边缘与咬合平面平行。

⑦ 反光板开口角度（牙列与反光板角度）尽可能大——从反光板正面拍摄。

（2）摄影姿势

① 右侧摄影时的姿势（图 3-29）

·患者与相机的位置：患者面部右转 50°；

·摄影区：摄影区暴露良好；

·摄影者的姿势：摄影者基本站立姿势,向前踏出一步,从反光板上方拍摄（图 3-30）。

② 左侧摄影时的姿势（图 3-31）

·患者与相机的位置：患者面部朝向正面；

·摄影区：摄影区暴露良好；

·摄影者的姿势：摄影基本站立姿势,向前踏出一步,从反光板上方拍摄（图 3-32）。

（3）要点：患者脸颊尽可能地放松,反光板开口角度（牙列与反光板角度）尽可能大,从反光板正面拍摄。

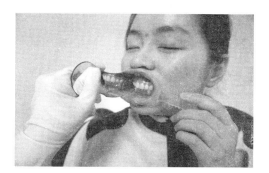

图 3-29　右颊侧面观患者头部位置

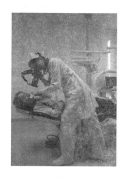

图 3-30　右颊侧面观摄影者站姿

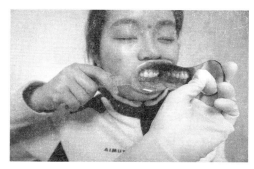

图 3-31　左颊侧面观患者头部位置

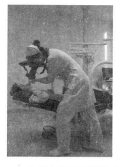

图 3-32　左颊侧面观摄影者站姿

6. 咬合面摄影（反光板像，1/3 倍）

（1）摄影构图（图 3-33）

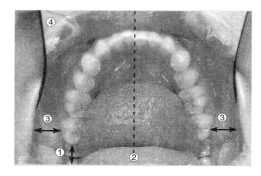
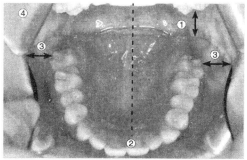

图 3-33　咬合面摄影构图

① 反光板（咬合面摄影用反光板）离开最后磨牙，不要接触。

② 正中线位于反光板中央。

③ 反光板边缘与左右磨牙的间隙一定。

④ 口角拉钩打开的幅度大于反光板宽度。

⑤ 反光板开口角度尽可能大,反光板背面紧贴非摄影区(能观察到前牙区的舌侧)。

⑥ 第一磨牙的咬合平面与焦点吻合。

(2)摄影姿势

① 下颌摄影时的姿势(图3-34)

· 患者与相机的位置:相机置于反光板正面;

· 摄影区:口角拉钩保持向下,稍抬颌部,将反光板反面轻压在上前牙上,张大口;

· 摄影者的姿势:摄影基本站立姿势,上身前倾,中心置于前迈的左脚上(图3-35)。

② 上颌摄影时的姿势(图3-36)

· 患者与相机的位置:相机置于反光板正面;

· 摄影区:口角拉钩保持向上。下颌稍低,将反光板反面轻压在下颌前牙上,张大口;

· 摄影者的姿势:摄影基本站立姿势,重心向前,从上方拍摄反光板(图3-37)。

(3)要点:尽可能地张大口,加大反光板角度,反光板置于中央,左右倾斜都会导致牙列弓的不正。

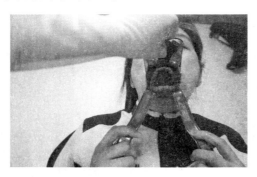

图3-34 下颌咬合面观患者头部位置

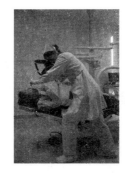

图3-35 下颌咬合面观摄影者站姿

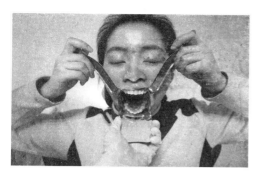
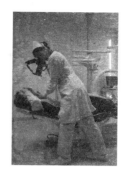

图 3-36 上颌咬合面观患者头部位置　　图 3-37 上颌咬合面观摄影者站姿

7. 下前牙舌侧面 / 上前牙腭侧面摄影（反光板像，1/3 倍）

（1）摄影构图（图 3-38）

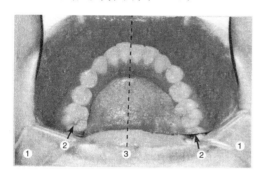
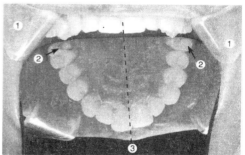

图 3-38 下前牙舌侧面 / 上前牙腭侧面摄影构图

① 将左右口角拉钩（小拉钩）拉开与反光板同等幅度大小。

② 将反光板轻按于摄影侧的前磨牙远中部位，采取大的角度（上前牙腭侧面摄影时，将反光板扩展到看不到患者鼻子的角度），反光板背面紧压非摄影区。

③ 中线与反光板中央一致。

④ 摄影位置采取镜头中心与患者面部中央一致的正面（患者面部可稍向右转），以前牙区为界。

（2）摄影姿势

① 下前牙舌侧摄影时的姿势（图 3-39）

• 患者与相机的位置：相机置于反光板正面；

• 摄影区：口角拉钩保持向下，稍抬颌部，反光板前缘置于前磨牙远侧，将反光板反面轻压在上颌前牙上，张大口；

• 摄影者的姿势：摄影基本站立姿势，轻弯腰，重心置于前迈的左脚上（图3-40）。

② 上前牙腭侧摄影时的姿势（图 3-41）

· 患者与相机的位置：相机置于反光板正面；

· 摄影区：口角拉钩保持向上，下颌稍低，反光板前缘置于前磨牙远侧，将反光板反面轻压在下颌前牙上，张大口；

· 摄影者的姿势：摄影基本站立姿势，重心向前，从上方拍摄反光板（图 3-42）。

（3）要点：尽可能地张大口，加大反光板角度。

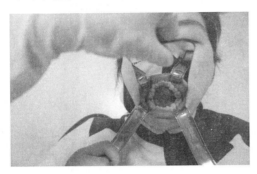

图 3-39　下前牙舌侧面观患者头部位置

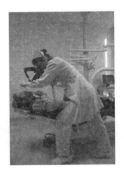

图 3-40　下前牙舌侧面观摄影者站姿

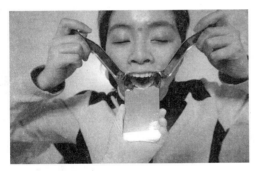

图 3-41　上前牙腭侧面观患者头部位置

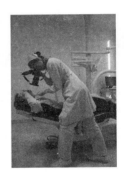

图 3-42　上前牙腭侧面观摄影者站姿

三、终末处理

牙椅复位，病人安置舒适体位。

拉钩、反光板预处理，冲洗擦干。反光板单独存放，避免利器刮花表面，必要时使用纸巾包裹隔离。封塑高温高压灭菌（图 3-43）。

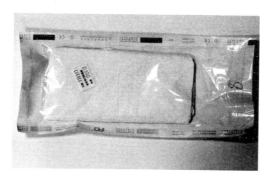

图 3-43 反光板消毒包装

第三节 编排方法

如果说口腔内照片是重要的临床资料的话,这些资料必须经过科学规范的整理才可能发挥提供信息的作用,否则它就是一堆占用各种空间的信息垃圾。学会和掌握这些照片的整理、加工、编排及保存是牙周专科护士重要的岗位职责,这对提高医疗团队的工作水平具有重要的意义。在治疗过程中,将口内摄影的照片展示给患者,向患者进行解释和指导。患者通过口内照片了解到自身口内状况及病情的发展,加深了对治疗的理解,同时通过治疗前后的对比,有效地提高了患者的治疗认知以及依从性。故拍摄者需要选择一款合适的软件将照片进行编辑整理,以便日后查阅对照。

一、图像数据管理

1. 图片保存　将照片传输到电脑,按文档分类存档。

2. 图片编辑　选择一款图片编辑软件,将照片进行微调。

（1）构图:使用辅助线比对,保证摄影主体的十字对称,即主体居中,上下均衡,左右对称。

（2）镜面反转:在最终成像时,上下咬合面观做垂直反转,左右颊侧面观做左右镜面反转,以保持牙列相连一致性。

（3）裁剪:根据实际情况,固定长宽比,稍加裁剪,全套图像固定裁剪比例,尽量减少裁剪范围,不要裁剪过大,以免影响成像效果。

二、图像应用

根据拍摄要求将照片整理成组。临床常用牙周病患者口内摄影规范照片排版有 5 张法和 9 张法。

1. 五张法（图 3-44）：

（1）正面观。

（2）右侧侧面观。

（3）左侧侧面观。

（4）上颌咬合面观。

（5）下颌咬合面观。

上下咬合面为镜像，垂直反转。

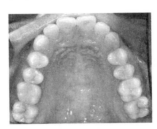

④ 上颌咬合面观

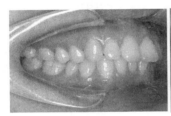 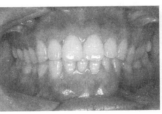 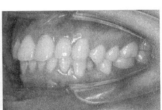

② 右侧侧面观　　　　① 正面观　　　　③ 左侧侧面观

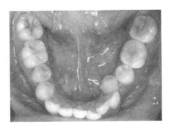

⑤ 下颌咬合面观

图 3-44 五张法

2. 九张法（图 3-45）

（1）正面观。

（2）右颊侧面观。

（3）左颊侧面观。

（4）上前牙腭侧面观。

（5）下前牙舌侧面观。

（6）右下舌侧面观。

（7）右上腭侧面观。

（8）左上腭侧面观。

（9）左下舌侧面观。

除了正面观，其他均为镜像，其中左右颊侧面观为水平反转。

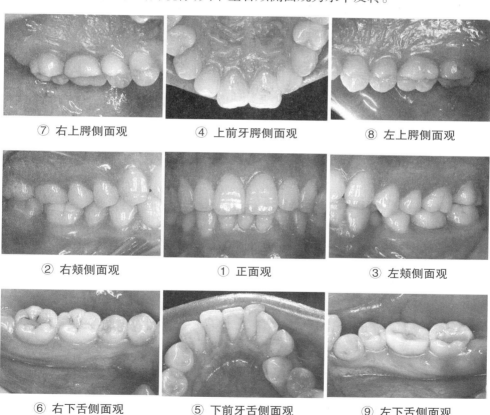

图 3-45　九张法

通过以上两组照片的展示，我们将口内状态设计成组，使舌侧面 / 腭侧面观于左右的齿列相连一致,形成全口牙列展示。因此,我们在拍摄过程中一定要遵循拍摄原则——对称原则,即上下中线一致,左右对称;左右水平线一致,咬合线/牙颈线位于图片中央,连成一线。

第四节　常见问题及解决

牙周专科护士要对临床摄影流程(包括:环境设置、患者体位、摄影者规范化的操作流程、取景、对焦、参数设置及辅助工具的选择)有基本的了解,同时,为了保证高质量的成像,避免拍摄失败,也要对摄影中常见的问题和解决方法有基本的了解。这样才能取得满意的临床资料。

一、口腔摄影的基本要求

1. 一组照片设定正确统一的放大倍率。
2. 正中在画面中央位置,上下左右对称。
3. 咬合平面在画面中央水平位置。
4. 牙颈缘线在画面中央水平位置。
5. 画面清晰,去除唾液。
6. 手指、舌、口唇、口角拉钩等不要放置于错误的位置,避免水滴及雾气影响画面。
7. 反光板摄影时,实像与镜像不可共存。
8. 反光板拍摄时,避免出现反光板边缘入镜。

二、临床常见问题

提高摄影技术是一个长期摸索积累的过程,在实践过程中失败的成像时有发生。包括:

(一)正面观摄影时常见错误及对策

1. 正面观摄影最常见的问题

(1)咬合面上倾(图3-46):患者或摄影者习惯性地口腔前伸导致前牙唇面上抬,这是最常见的临床摄影出现的问题。因此,摄影时要让患者向下低头进行调整,或者以咬合平面为中心,向上移动摄影位置。

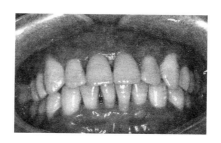

图 3-46　正面观摄影时咬合面上倾

（2）正中线偏移（图 3-47）：中线偏移会导致正面影像左右不对称。摄影时要调整摄影位置，仔细调整角度，直到上下左右对称。

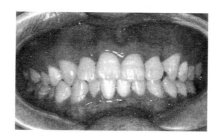

图 3-47　正面观摄影时正中线偏移

（二）侧面观摄影时常见错误及对策

最常见的问题是牵拉不足而口唇入镜，画面偏正面观（图 3-48）。解决方法：采用口角拉钩，而且拍摄左侧时右侧口角也要用拉钩牵拉，然后将尖牙置于画面中心，这样就可避免口唇干扰。

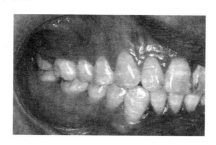

图 3-48　侧面观摄影时画面偏正面观

（三）舌侧面观摄影时常见错误及对策

下颌牙列拍摄舌侧时要使用反光板，拍照时最容易反光板入镜（图 3-49）。而且即使反光板已伸入口底，仍未拍到舌侧面。解决这个问题最主要的方法是调整反光板角度，要看到牙齿舌侧面，将舌侧颈缘线位于反光板影像的中央。

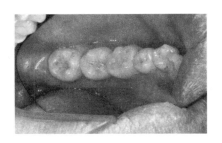

图 3-49　下颌舌侧面观拍摄时反光板入镜

（四）腭侧面观摄影时常见错误及对策

上颌后牙腭侧拍照时避免直接拍摄而要用反光板，为防止反光板边缘入镜（图 3-50），摄影位置要向下稍移，牙列置于反光板中央。

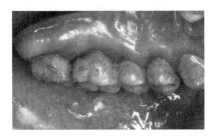

图 3-50　上颌腭侧面观拍摄时反光板边缘入镜

（五）颊侧面观摄影时常见错误及对策

颊侧面拍照时最容易唾液影响画面（图 3-51），拍照时要注意及时除去唾液。另外，用反光板拍照时，位置放置不好，也容易出现实体牙、反光板入镜（图 3-52），所以，拍照时反光板角度尽可能张开，确保反光板与牙齿有一定间隙。

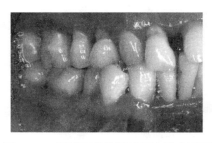 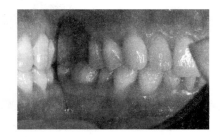

图 3-51　颊侧面观拍摄时唾液影响画面　　**图 3-52　颊侧面观拍摄时实体牙、反光板入镜**

（六）咬合面观摄影时常见错误及对策

最容易产生的问题是牙列歪斜（图 3-53）。拍照时要将反光板摆放水平，舌置于反光板后方。

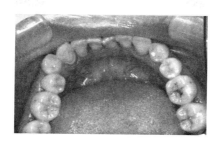

图 3-53 咬合面观摄影时牙列歪斜

（七）前牙舌侧 / 腭侧面观摄影时常见错误及对策

前牙舌侧拍照时容易产生正中线偏移（图 3-54）。注意放置反光板时要以鼻部为正中位置，这样便于纠正放置角度。

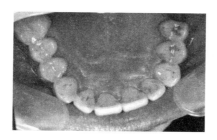

图 3-54 前牙舌侧面观拍摄时正中线偏移

第四章

牙周专科器械与院内感染控制

第一节　牙周基础治疗器械概述

　　牙周基础治疗主要就是非手术机械处理,即龈上洁治、龈下刮治和根面平整术,龈上洁治术即指用器械除去临床牙冠上面所附着的菌斑、牙石,并磨光牙面,防止牙石再沉积。龈下刮治术是采用龈下刮治器械刮除龈沟或牙周袋内的龈下菌斑、牙石。牙周基础治疗是在牙周科日常门诊工作中占最大的比例,是几乎所有牙周病患者都必须进行的临床处理。而手工器械又是牙周基础治疗最常用的器械。因此,牙周专科护士必须非常熟悉手工器械。只有掌握了这些器械的基本特征和用途,才能专业化地准备器械并配合医生做好临床诊疗。

　　【相关基础知识】

　　除了常规牙科检查器械外,牙周基础治疗手工器械主要包括牙周探针、龈上洁治器械和龈下刮治器三类。

一、牙周探针

　　牙周探针是检查牙周袋状况(部位、形状、深度)的唯一可靠的工具,因此它是牙周检查最主要的器械。

　　牙周探针的主要特征在于钝头而且有毫米刻度标记。多数牙周探针的断面为圆形,但也有的为四边形(图4-1)。干和工作端的交角一般近似于直角。直干或曲干其目的都在于探及各个牙面。牙周探针细直,容易通过牙齿和牙龈的间隙。

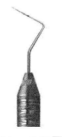
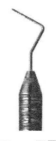
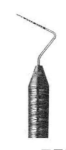

<table>
<tr><td>a Michigan0 牙周探针</td><td>b Williams 牙周探针</td><td>c UNC-15 牙周探针</td></tr>
</table>

图 4-1　常用的牙周探针

　　牙周探针的刻度有单纯刻度或用不同颜色标示。各种探针的刻度也会不同。比 如 Williams 探 针 的 刻 度 为 1 mm、2 mm、3 mm、5 mm、7 mm、8 mm、9 mm、10 mm；WHO 探针的末端为小球形，小球直径为 0.5 mm，刻度为 3.5 mm、5.5 mm、8.5 mm、11.5 mm，在 3.5～5.5 mm 之间为黑色标记。使用前要先确认探针刻度。

二、龈上洁治器

　　龈上洁治术是用器械清除龈上牙石、菌斑及软垢的一种治疗方法。龈上洁治器主要包括镰形洁治器和锄形洁治器两类。

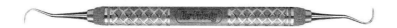

图 4-2　镰形洁治器

　　镰形洁治器（图 4-2）为龈上洁治器，特别适合于去除大块的龈上牙石。同时也可用于接触点下方的牙石。但由于器械工作头粗大，故不适于龈下区。镰形洁治器工作端断面为三角形，弯形镰形器工作端为弧形（图 4-3）。所有镰形器的工作端面与下干均为直角。镰形器包括前牙和后牙器械。

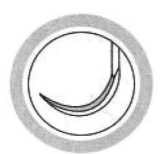
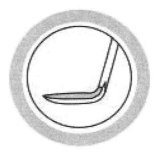

图 4-3　镰形洁治器的工作端

锄形洁治器外形如锄头形（图 4-4），也是龈上洁治最常用的器械之一。锄形洁治器成对使用，有单端器械，也有双端器械。

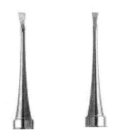

图 4-4　锄形洁治器

三、龈下刮治器

龈下刮治器即用于龈下刮治和根面平整术的手工器械，一般指的是匙形器。匙形器又分为通用型匙形器和 Gracey 匙形器（图 4-5）。

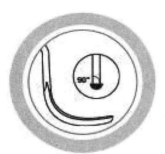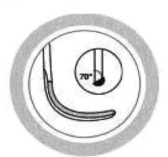

a　通用型匙形器　　　　　　　　b Gracey 匙形器

图 4-5　匙形刮治器

一般来说，匙形器工作端比较纤细，工作端断面为新月形，工作端末端形成为圆钝的尖端。由于匙形器主要用于根面牙石刮除，所以凹形叶面的匙形器与根面贴合更好。通用型匙形器就是适用于所有牙面的匙形器（如图 4-6 所示）。

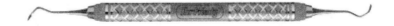

图 4-6　通用型匙形器

Gracey 刮治器是一套特殊设计的刮治器。标准的 Gracey 匙形器为 14 个工作端。其工作端本身的形状与通用形匙形器一样，但器械工作端与下干为 70° 的偏转以适应特点牙位和牙面的使用。一般 Gracey 匙形器为双端器械，临床上最常用的为 5# ~ 6#、7# ~ 8#、11# ~ 12#、13# ~ 14# 四支（图 4-7）。

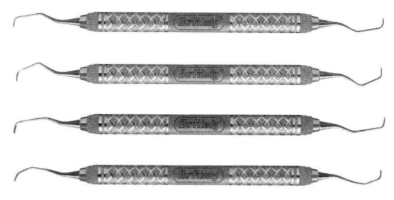

图 4-7　临床最常用 Gracey 匙形器

第二节　牙周手术治疗器械概述

常见的牙周手术有牙龈切除术、冠延长术、翻瓣刮治术、牙根截除术、牙周诱导组织再生术、牙周植骨术等。手术器械的准备完善是手术得心应手的必要条件，因此，有效的手术器械管理系统能保持工作有序和节约器械准备时间，大大提高了我们的工作效率的同时也能增强尖锐器械摆放的安全性。牙周病科常见的预备手术包均按照使用顺序放在器械盒中，能方便术中取用，具有安全、有序、高效、易于清点的特点。

【相关基础知识】

一、牙周外科器械

1. 标记镊（图 4-8）

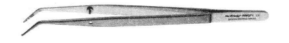

图 4-8　标记镊

2. 牙龈切除刀（图 4-9）

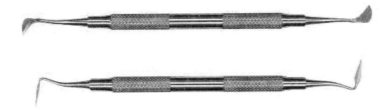

图 4-9　牙龈切除刀

3. 多向刀柄（图 4-10）

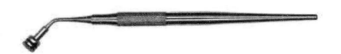

图 4-10　多向刀柄

4. 牙周刮匙（图 4-11）

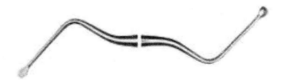

图 4-11　牙周刮匙

5. 牙周锉（图 4-12）

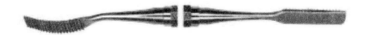

图 4-12　牙周锉

二、牙周外科特殊器械

1. 储氏美学手术标尺、牙槽嵴顶定位标尺（图 4-13）

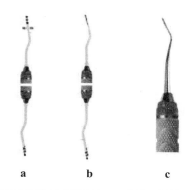

图4-13　储氏美学手术标尺（a、b）及牙槽嵴顶定位标尺（c）

2. 吸引器（图4-14）

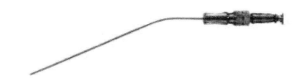

图4-14　吸引器管

3. 拉钩（图4-15）

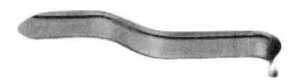

图4-15　口角拉钩

三、预装手术包

1. 翻瓣手术包（图4-16）

口镜、探针、显微镊、刀柄、柳叶刀、骨膜分离器（3把）、挖匙（2把：0615、0715）、NEVI洁治器（2把：SCNEVI19、SCNEVI29）、瘘管挖匙、YOUGER GOOG刮治器、牙周锉一对、小药杯、持针器、显微剪、线剪、吸引器。

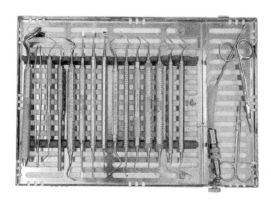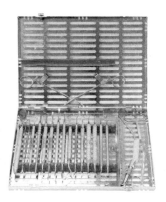

图 4-16 翻瓣包用物

2. 根管外科手术包（图 4-17）

口镜、刀柄、牙周探针、镊子、持针器、组织剪、线剪、吸引器、剥离器、刮匙（0615、0715）、刮治器 11/12、倒充填［0511（1/2）、0615、0513］、骨刨、小药杯、显微口镜（备用）、拉钩。

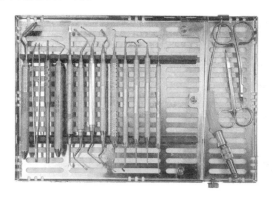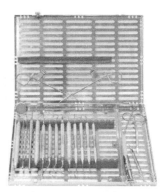

图 4-17 根管外科手术包

3. 牙周冠延长外科包（图 4-18）

口镜、刀柄、牙周探针、显微镊、显微持针器、组织剪、线剪、剥离器、骨刨、美学尺（两种型号）、牙槽嵴深度测量尺、刮治器 5/6、拉钩。

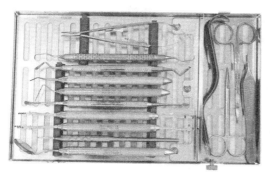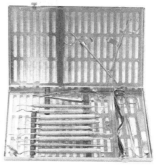

图 4-18　牙周冠延长外科包

4. 牙龈切除包用物（图 4-19）

口镜、刀柄、牙周探针、镊子、持针器、组织剪、线剪、吸引器、骨膜分离器、标记镊一对、斧形刀、柳叶刀、后牙镰形器、拉钩。

特殊用物：记号笔（不能高压、等离子消毒，消毒时笔盖不能打开，一次性使用）。

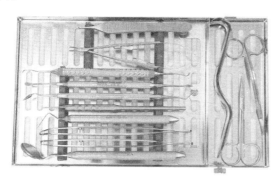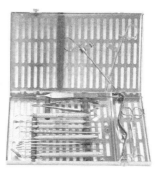

图 4-19　牙龈切除包用物

四、准备手术包的注意事项

1. 包内物品的摆放顺序以方便术者为原则。

2. 包外注明手术包名称，取用前做好核对工作，避免取错影响手术进行。

3. 根据医生的使用习惯配备合适的手术刀片。

4. 锐利器械在封包前常规磨锐，并保护好锐缘。

5. 手术包使用双层无纺布包装灭菌后有效期为 180 天，取用前注意核对。

第三节　牙周器械处理规范

牙周病治疗处于口腔污染区,因此对临床器械进行正确的处理非常重要,严格控制医院内感染可以避免患者的交叉感染,保证患者的安全。严格遵循手术器械处理规范管理牙周手术器械是牙周专科护士的重要职责。

【相关基础知识】

一、器械处理原则

1. 口腔器械应一人一用消毒和灭菌。
2. 高度危险口腔器械应达到灭菌水平。
3. 中度危险口腔器械应达到灭菌水平或高水平消毒。
4. 低度危险口腔器械应达到中或低水平消毒。

二、牙周器械危险程度分类

根据院内感染控制要求,将牙周治疗器械分为:高度危险器械、中度危险器械和低度危险器械。

1. 高度危险器械　是穿透软组织、接触骨、进入或接触血液及其他正常无菌组织的口腔诊疗器械,如拔牙器械、牙周器械(洁治器、刮治器、牙周探针、超声工作尖等)、牙周各类手术器械、牙科车针、刮匙、电刀头等。

2. 中度危险器械　是接触黏膜或受损皮肤,不穿透软组织、不接触骨、不进入或接触血液及其他正常无菌组织的口腔诊疗器械,如检查器械(口镜、镊子、器械盘等)、牙科手机、卡局式注射器、成形器、开口器等。

3. 低度危险器械　不接触患者口腔或间接接触患者口腔,虽有微生物污染,但在一般情况下无害,只有受到一定量的病原微生物污染时才造成危害的口腔诊疗器械,如防护面罩等。

【牙周器械处理操作流程】

一、回收

1. 牙周器械使用后应与医疗废弃物品分开放置,及时回收。
2. 结构复杂不易清洗的器械,如牙周探针、洁治器、刮匙等宜保湿放置,保湿液可选择生活饮用水或酶类清洁剂。

3. 牙科手机、电动牙周治疗器械和电刀应初步去污,存放于干燥回收容器内。

4. 其他器械可选用专用回收容器放置。

5. 回收容器应于每次使用后清洗、消毒、干燥备用。

二、清洗

可采用手工或超声清洗方法。

1. 手工清洗

（1）操作程序

① 冲洗：将器械置于流动水下冲洗,初步去除污染物。

② 冲洗后：应用酶清洗剂或其他清洁剂浸泡后刷洗。

③ 漂洗：刷洗后,再用流动水清洗。

（2）注意事项

① 手工清洗时水温宜为 15～30℃。

② 去除干固的污渍宜先用酶清洗剂浸泡,浸泡时间和酶清洗剂使用液浓度以厂家说明书为准。

③ 刷洗操作应在水面下进行,防止产生气溶胶。

④ 管腔器械应用压力水枪冲洗,可拆卸部分应拆开后清洗。

⑤ 应选用相匹配的刷洗用具、用品,避免器械磨损。

⑥ 清洗用具、清洗池等应每日清洁和消毒。

2. 超声清洗

（1）操作程序

① 冲洗：流动水下冲洗器械,初步去除污染物。

② 洗涤：清洗器内注入清洗用水,并添加清洁剂。水温应 ≤45℃。将器械放入篮筐中,浸没在水下面,管腔内注满水。

③ 终末漂洗：使用流动水进行漂洗。

④ 超声清洗操作,应遵循生产厂家的使用说明。

（2）注意事项

① 清洗时应盖好超声清洗机盖子,防止产生气溶胶。

② 应根据器械的不同材质选择相匹配的超声频率和时间。

③ 牙科小器械使用超声清洗时宜配备专用网篮。

三、干燥

选用干燥设备对器械、器具进行干燥处理,金属类干燥温度 70～90℃；塑料类干燥温度 65～75℃。

四、检查与保养

应采用目测或使用带光源放大镜对干燥后的口腔器械进行检查。器械表面、螺旋结构处、关节处应无污渍、水渍等残留物质和锈斑,对清洗质量不合格的器械应重新处理;损坏或变形的器械应及时更换。

五、包装(图 4-20)

1. 应根据器械特点和使用频率选择包装材料。

2. 牙科小器械宜选用牙科器械盒盛装。

3. 封包要求 ① 包外应有灭菌化学指示物,并标有物品名称、包装者、灭菌器编号、灭菌批次、灭菌日期及失效期。② 门诊手术包的包内、包外均有化学指示物。③ 纸塑袋包装时应密封完整,密封宽度不低于 6 mm,包内器械距装袋封口处不低于 2.5 cm。纸袋包装时应密封完整。④ 医用热封机在每日使用前应检查参数的准确性。

六、灭菌

1. 口腔器械应首选压力蒸汽灭菌,选择小型灭菌器灭菌符合要求。

2. 碳钢材质的器械宜选用干热灭菌。

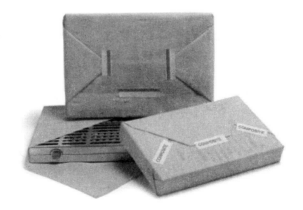

图 4-20　器械盒包装

第四节 超声洁牙机诊前诊后的处理与消毒

超声洁治器是特殊的电动牙周治疗设备,其通过工作尖的机械震动将牙石击碎去除,同时,工作时持续喷水,通过水流冷却工作尖并冲洗牙石和组织碎屑。从20世纪50年代后期面世以来,超声洁牙机一直作为龈上洁牙的重要设备。超声洁牙机维护管理也是牙周专科护士最主要的日常工作之一。

【相关基础知识】

超声洁牙器械属于机用洁牙设备。临床上使用的机用洁牙设备包括声动(气动)洁牙机和超声洁牙机两类。声动或称为气动洁牙机直接接在牙科综合治疗台的压缩空气上使用,但机械功率较小。所以现在临床使用已经较少。临床上的超声洁牙机从原理上分为磁震式和压电陶瓷式(图4-21)两种。

超声洁牙最大的问题是环境污染。超声气雾将患者口腔和呼吸道的病原菌悬浮在周围环境中。因此对患有呼吸道传染病患者、身体抵抗力较弱、包括使用免疫抑制剂患者、控制不好的糖尿病患者、器官衰竭或器官移植患者,最好不使用超声洁牙。呼吸道传染病患者包括慢性阻塞性肺炎、哮喘、肺心病等。心脏起搏器患者洁牙前最好先咨询内科医生确定其心脏功能状态和起搏器情况。

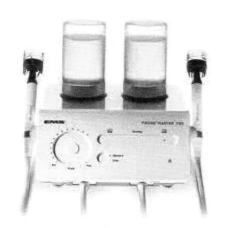

a 压电陶瓷式

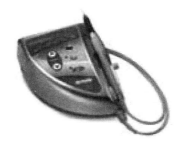

b 磁震式

图4-21 超声洁牙机

超声牙周治疗机配有各种相应的治疗工作尖。以 EMS 超声牙周治疗器械为例,常用工作尖如表 4-1。

表 4-1　常用工作尖

类型	图片	应用	具体解释
A		龈上洁治	通用洁牙牙钻,用于清除各牙齿四分区的龈上附着物
B		龈上洁治	用于清除各牙齿四分区舌面上的大量龈上附着,它可用于清除正畸粘固剂
C		龈上洁治	用于清除前牙的大量龈上附着物,它可用于清除正畸粘固剂
P		龈上洁治	用于清除各牙齿四分区的龈上或龈下附着,包括邻间和沟槽区域
PS		龈下刮治	用于精细清除牙根表面的龈下附着和用抗菌剂清洗牙周袋,也可用于龈上维护治疗
PL1		龈下刮治	工作尖 PL1(左弯)适用于牙周清创,特别是很难接触到邻近表面的牙周清创
PL2		龈下刮治	工作尖 PL2(右弯)适用于牙周清创,特别是很难接触到邻近表面的牙周清创

（续表 4-1）

类型	图片	应用	具体解释
PL3		龈下刮治	适用于清洗和消毒牙周袋
PL4		龈下刮治	带 0.8 mm 滚珠型尖端的工作尖 PL4（左弯）适用于牙根分叉和牙洞内的牙周清创
PL5		龈下刮治	带 0.8 mm 滚珠型尖端的工作尖 PL5（右弯）适用于牙根分叉和牙洞内的牙周清创
PI		龈上洁治	用于清除种植牙表面和金属或烤瓷修复体的牙斑和结石；用于假牙表面的清洗；必须与 120°持针器一起使用

【清洁消毒操作规程】

一、准备

1. 操作者　穿工作服、戴口罩、戴乳胶手套或 PE 手套。
2. 用物　蒸馏水、3% 过氧化氢、500 mg/L 含氯消毒剂、高效消毒湿巾。

二、超声洁牙机手柄与工作尖清洁消毒

1. 治疗结束后卸下手柄用流水冲洗工作尖，拆卸工作尖，将其放入污染器械回收箱内。
2. 超声洁牙手柄、工作尖、启卸器送消毒供应室清洁、消毒、灭菌。

三、超声洁牙机储水罐的清洁消毒

1. 冲洗　将储水罐置于流动水下冲洗，初步去除表面污染物。
2. 消毒　冲洗后，用 500 mg/L 含氯消毒剂浸泡消毒 30 分钟。

3. 漂洗　消毒后,在流动水下冲洗。

4. 终末漂洗　漂洗后,用蒸馏水冲洗。

5. 清洗消毒后储水罐倒立放置于清洁台面上,干燥备用。

6. 储水罐也可送消毒供应室进行热清洗消毒。

四、超声洁牙机管路的清洗消毒

1. 清洗　每次治疗结束后,开启"清洁"模式,蒸馏水冲洗管路。

2. 消毒　每天治疗开始前,开启"清洁"模式用3%过氧化氢冲洗管路,消毒液停留作用5分钟。

3. 漂洗　更换储水罐内液体为蒸馏水,开"清洁"模式,蒸馏水冲洗管路。

4. 排空　"清洁"循环结束后,再按"清洁"模式排空管路。

五、超声洁牙机仪器及管线表面

1. 每次治疗结束后用高效消毒纸巾对仪器表面及管线表面进行擦拭消毒。

2. 仪器及管线表面如有污染应立即清洁消毒。

【护理注意事项】

1. 每次治疗前超声洁牙机配套手柄、工作尖、启卸器均应经过清洁、消毒和灭菌处理。每天治疗前需对管路进行彻底清洁消毒。

2. 每次治疗前均应检查牙粉瓶中的牙粉含量及管路中存在的液体。

3. 每次使用前,都应对各个部件和附件进行清洁、消毒和灭菌处理。

4. 每次治疗结束后和延迟停止设备之前,都需要进行净化,以去除洁牙手柄线内的液体,彻底清洁并消毒管路。

5. 每天对装置的液体管路进行冲洗和消毒。

6. 每天治疗结束后,储水罐需清洁、消毒、干燥保存,管路需排空,以减少液体管路中的结晶物积聚和细菌数量。

第五节　牙周病科诊室气溶胶的控制

牙周病治疗的过程中,牙龈组织出血较多,患者的唾液及血液中含有大量细菌和病毒,随着超声波洁牙机的使用及洁治术后的牙面喷砂抛光,产生的带有致病微生物的气溶胶悬浮于空气之中,严重污染诊室环境及医疗用品的同时,可进入患者及医护人员的呼吸道进而侵袭肺部,可能导致肺结核等呼吸道疾病的传播,而血源性传染病如 HIV、HBV 等亦可通过飞沫停落于周围环境中造成污染或进入口、鼻、眼黏膜而导致交叉感染。充分认识感染性气溶胶产生后的危害,做好安全防护,对于防止交叉感染和保护医护人员身体健康意义重大。由此可知,感染性气溶胶的控制是牙周病科感染管理的重要组成部分,我们可以通过两方面的工作来避免或控制气溶胶导致的污染。

【相关基础知识】

气溶胶:以液态或固态微粒在空气中的悬浮体系。一旦气溶胶弥散于空气中,直径大于 100 μm 的颗粒沉淀于物体表面,这些微粒可以组成一个单独的有机体系或者产生有一定数量的组成团块在物体表面存在,物体表面就成为病原微生物的储存地;直径小于 100 μm 的颗粒蒸发形成含有唾液、病原微生物、血液的飞沫核,沉降前在空气中飘浮几个小时,最小的飞沫核(0.5 μm)可吸入到肺泡。耐干燥的病原体如葡萄球菌属能存活很长时间,通过空气传播很远后仍然能存活。

微生物气溶胶:当微粒是微生物时,就是微生物气溶胶。

病原微生物气溶胶:如果这种微生物是病原性的,就是病原微生物气溶胶。牙周病诊室需要控制的就是病原微生物气溶胶。

【护理处理】

一、降低治疗区域空气中的微生物

1. 诊室加强自然通风,保证空气洁净新鲜　通过开窗换气,可以把致病因子排出室外或有效降低单位体积内的致病因子浓度。同时控制诊室内人流,做到一医一患。

2. 做好诊室空气消毒　每日下班后紫外线消毒诊室,时间为 30～60 分钟,消毒时应关闭门窗。紫外线消毒效果取决于目标菌是否在足够强度的紫外线辐射中暴露足够时间。因此,维护和正确使用至为重要。

3. 治疗前漱口　治疗前常规予以 0.2% 氯己定液 10 ml 鼓漱 1 分钟，漱遍整个口腔，可快速减少口腔内细菌的数量，消除或减少牙面、舌背、体及颊黏膜等处的微生物。氯己定漱口不仅有效果确切的抗菌斑作用，更可以大大减少洁治时喷雾的细菌数量，减少飞沫污染。此项举措可以有效减少微生物气溶胶的产生，从而降低交叉感染的发生率。鼓漱方法：将漱口液含于口中，紧闭嘴唇，上下牙稍张开，使得液体通过牙间隙区，轻轻加压，然后鼓动两颊和唇部，使得药液能在口腔内充分接触牙面、牙龈及黏膜表面，运用水力反复几次冲洗滞留在口腔各处的碎屑和食物残渣。

4. 使用强力吸引 (HVE) 装置　强吸已被证实可以减少超声器械使用过程中产生的超过 90% 的气溶胶。HVE 装置可以在短期内（每分钟约达 2.8 m³ 气体）吸走大量气体，通常带有一个大孔（不低于 8 mm）。普通吸唾器仅有一个小孔，不能有效去除气溶胶，并且只能吸除口腔内积存的水。而 HVE 在使用时不仅能吸除治疗时产生的唾液、血液、水和碎屑，同时能有效减少超声波及高速牙科手机产生的细菌气溶胶，从而降低污染物对于医护人员及对环境的影响。

二、做好安全防护工作

1. 设施和设备的基本要求　诊疗区域内布局合理，每个诊疗单元均有洗手设施、洗手液及擦手纸，龙头为脚控式开关，垃圾桶有盖不暴露于空气中。

2. 个人防护要求　诊疗操作过程中严格执行标准预防，诊治患者前后必须洗手，操作时必须戴好手套、帽子和口罩；医生进行治疗时要穿防护服，以免污染自己的衣服；戴防护眼镜或面罩，在防止物理性损伤的同时可以防止碎屑、唾液、血液等喷溅污染。防护眼镜或面罩的使用方法：佩戴前应洗手，双手戴上防护眼镜或防护面罩，并调整好舒适度。眼镜要求能遮挡眼睛的正面和侧面，面罩要求能保护脸、眼睛及口鼻，包括面部两侧，面罩固定于额部。使用完毕不可用手接触防护眼镜和防护面罩外面，外面均视作已污染。用双手捏住靠近耳朵的两边摘掉，然后洗手。防护镜和面罩每天均需用消毒湿巾擦拭消毒，如有污染立即消毒。

3. 切实做到诊疗区域的一人一擦拭消毒　可以使用卡瓦布对无影灯拉手、综合治疗台拉手、仪器控制面板、三枪手柄及手机衔接处进行擦拭。对于诊区移动边柜表面和牙椅等易受治疗时产生的气溶胶污染的物表和地面，可在湿式清洁后，每天一次用 500 mg/L 的有效氯消毒液擦拭和拖地。物表如有血渍污染即刻清理消毒。这样可以有效减少停落于环境中的微生物，降低交叉感染的可能性。

4. 治疗区域不宜放置多余器械，严格划分无菌区域和污染区域。无菌手术包和无菌器械必须严格放在指定地点。夹取无菌物品后及时关闭无菌容器，不可暴露于空气中。所有放置器械的容器一日一换一灭菌。

5. 医务人员定期体检,可进行乙肝疫苗接种。

【注意事项】

1. 避免影响紫外线消毒效果:① 每周对紫外线灯管进行清洁擦拭,避免紫外线灯管表面的灰尘或油垢阻碍紫外线的穿透。② 紫外线灯管随着使用时间的延长,辐照强度会逐渐衰减,应按期对紫外线消毒效果进行检测,一旦降到要求的强度以下,应及时更换。③ 环境温湿度的作用:室温 20～40℃和相对湿度在 55%～60% 时,紫外线对微生物的杀灭率为最强,消毒效果最为理想。因此,在此适宜温湿度范围外可适当延长照射时间。

2. 强吸使用时需要助手的配合;使用 HVE 吸引时,HVE 的吸头需要尽可能接近气溶胶的源头以吸除气溶胶(10～20 mm),但要避免吸头碰到超声器械和患者口腔内组织。HVE 放置位置可距离牙齿 0.5 cm 左右,避免造成软组织的损伤,不能影响术者的操作。使用前注意灭菌,先放置强力吸唾器再放口镜和洁牙手柄。为了减少进入洁治室空气的气溶胶,HVE 吸引器要在洁治和刮治程序中全程持续使用,而且在操作完成后也要保留数分钟。

3. 诊室自然通风不良时,应增加排气扇等辅助通风设备,促进空气流通。

4. 个人防护时一次性口罩应一次性使用。口罩保持干燥,使用时间达到 4 小时必须更换。如有潮湿或血液、体液等污染时应立即更换。普通眼镜不能替代防护眼镜,使用面罩不能取代口罩佩戴,戴护目镜、面罩前必须先戴好帽子及口罩。护目镜及面罩每天使用完毕后必须做好清洗消毒工作。

第六节　牙周病科特殊患者的感染控制

牙周病科的治疗是一种有创治疗,在牙周基础治疗和手术治疗中医护人员会大量接触患者的唾液、菌斑、血液等物质,操作过程中唾液和血液飞溅的现象也很普遍。而在牙周病患者中性传播疾病(如艾滋病、梅毒等)的患者也有明显增多的趋势,针对这些牙周科特殊患者需制定相应的感染措施以防止感染的发生,并在出现意外感染时能够正确处理。

【相关基础知识】

一、牙周科的感染原因

主要有三个方面。

1. 患者方面 在医务人员了解患者病史的过程中,由于传染性疾病的特殊性,多数患者会对其传染病病史予以否认,也有患者是处于 HIV、HBV 等病毒感染无症状携带者阶段。

2. 医务人员方面 由于牙周治疗是在患者口腔内操作,唾液与血液易感染医务人员的黏膜和皮肤,治疗过程中锐利的器械也可能损伤手指、皮肤。

3. 病原学方面 口腔内存在大量的微生物包括细菌和病毒,在一定条件下大都可成为感染病原菌。

二、医院感染的传播途径

1. 直接接触病损、血液、体液等。
2. 吸入含致病菌的气雾或飞溅物(如血液、唾液等)。
3. 间接接触(污染的器械、手、综合治疗台等传染媒体)。
4. 手机供水管道中的存水反流入口中。

【护理处理】

牙周科特殊患者的感染控制特点及处理原则。

一、采集病史及进行相关血液生化检查

操作前做好患者监测工作,采集完整病史,询问患者有无全身性疾病,尤其是传染性疾病,如肝炎、结核等。牙周手术治疗的患者常规术前进行血液检查,排除传染性疾病。对于传染性疾病活动期的患者不做常规治疗,必要时做应急处理。

二、操作中感染控制处理原则

1. 感染途径 最常见的经血液传播的疾病是乙型肝炎、丙型肝炎和艾滋病等,牙周病科是感染经血传播疾病的高危科室,医护人员也可通过直接或间接接触患者的唾液或血液而感染。这些疾病在牙周治疗中的传播途径分为:

(1)患者在牙周治疗过程中的唾液、血液、龈沟液等传染性物质直接污染诊室环境和空气。

(2)牙周治疗器械受到患者唾液和血液的污染,用后清洗、消毒、灭菌不彻底造成交叉感染。

（3）牙周治疗中患者口腔内液体直接进入人与治疗器械相连的诊疗椅的水、气管道系统中造成污染。

（4）进行牙周治疗过程中含有 HBV、HIV 血液的锐器误伤医护人员。

2. 感染控制措施

（1）牙周治疗实行分区分时治疗：患有传染性疾病的患者最好安排在单独诊室，有同种传染病的患者预约在同一时间集中治疗，防止病患之间交叉感染。治疗前尽量减少患者口中的细菌数量，可用消毒漱口液鼓漱 1 分钟。结束治疗后诊室进行紫外线空气消毒 1 小时。

（2）医护人员在治疗操作中戴口罩、帽子、面罩（面罩长度超过颏部），戴手套（如接触的是艾滋病患者须戴两副手套），穿隔离衣。操作台和综合治疗椅的开关、头托、手柄等处用防护膜覆盖，治疗结束后去除防护膜，用含氯消毒湿巾擦拭。治疗中被污染的物品放在固定区域，治疗结束后将所用的污染物品（手术刀片、手套、纱布、棉球、吸唾器等）装入专用塑料袋贴上标签送到指定处处理。手术器械放入专用塑料袋贴上标签送供应室浸泡、清洗、消毒。隔离衣等布类打包贴标签送洗衣房处理。

（3）牙椅在治疗前和治疗结束后及时踩脚闸冲洗管腔 30 秒，牙椅的水系统在治疗结束后用含氯消毒剂冲洗，同时用含氯消毒剂消毒痰盂 30 分钟。

（4）锐器伤预防和处理：① 医护人员严格遵守针刺预防原则：不要将针帽套回针头，需套回时运用单手法；手持无针帽的注射器时，注意不要刺伤别人和自己；使用过的针头或锐器尽快放入利器盒。② 被锐器刺伤后应立即脱去手套，由近心端向远心端不断挤出血液，并用流水冲洗伤口，然后用碘伏消毒浸泡 3 分钟，干后贴上无菌敷料。填写职业暴露卡上报感染科，根据评估情况进行预防用药，接种疫苗，医学追踪观察。

【注意事项】

1. 加强诊室的空气、环境监测，定期进行诊室内物体表面的消毒监测，定期做诊室空气的微生物检测，保持诊室的空气清洁。

2. 严格要求医务人员在治疗前后按"七步洗手法"进行手消毒，同时做好个人防护措施。

3. 患者用物严格执行一人一用一消毒或灭菌。

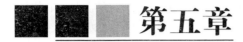

第五章

牙周器械磨利技术

牙周病基础治疗所使用的器械大多具有锋利刀刃,这是成功地进行临床治疗的根本保证。

【相关基础知识】

1. 牙周器械需要磨利的原因　牙周器械在反复使用中,其金属成分不断损耗,造成刃部外形变圆,刃部变钝而失去效用,刃部变钝后,刮治时会感到器械的刃在牙面上打滑,因此就需要特别用力去除结石,这也可能导致出现器械刮光牙石而不是去除牙石,结果导致临床效果差而且还很难发现残留牙石。实际上,钝的器械在牙面打滑,操作中控制困难,损伤更大。因此,在临床上使用锋利的器械,可以提高触觉的灵敏度,从而有效去除牙石、减少操作疲劳,并可节省时间,将患者的不适感降到最低。

2. 器械磨利的目的　器械磨利的目的是使磨钝的器械重新锐利。关键是经过琢磨后,要使器械的刀叶外形不变,使用方式不变,使用目的不变,不能因琢磨而使刀叶变形,从而改变其原有的临床使用价值。

故做牙周基础治疗前,应认真准备器械,一经发现器械变钝,则应立即琢磨,然后再做治疗,以免术中耽误更多的时间并可能对牙周组织造成创伤。在牙周治疗过程中,也应随时检查器械的锐利程度,以保证治疗的有效性。为了达到最佳效果,器械应在每次使用后稍加修磨,而不是在多次使用已经造成一定变形的情况下才进行琢磨。

器械琢磨技术并不是简单技术,需要较多技巧、耐心和良好的训练。甚至可以说,临床上磨坏的器械远比用坏的机械多。因此,在掌握治疗技术的同时,掌握器械琢磨技术对于成功地开展临床牙周病工作具有重要的意义,是牙周临床技术的一个重要组成部分。

第一节　磨石及电动磨利器

磨利器械有手工磨石(图 5-1)和电动磨石两种。

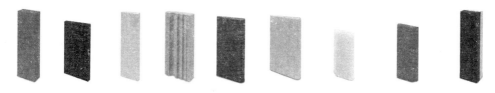

图 5-1　手工磨石

一、磨石的分类

目前,临床上使用的磨石多种多样,一般按照器械的磨钝程度选用合适的磨石。比较粗的磨石雕琢器械比较快,主要用于器械刀叶刃口很钝的情况下,作为起始琢磨。而比较细的磨石琢磨器械比较慢,主要用于器械刀刃刃口不是很钝的情况,作为最后琢磨时使刃面完美。磨石根据其成分、形状用途和使用方法等进行如下分类。

(一)根据成分分类

1. 阿肯色磨石(Arkansas stone)　阿肯色磨石是砂质细腻的天然石块,以其独特的抛光打磨能力而被全球赏识,分为 3 个等级。对于牙周器械的琢磨,一般选用硬阿肯色石,白色或浅灰色,粒度当量为 500~600,用于琢磨最后时使边缘完美。应用阿肯色磨石进行器械的琢磨时,应在磨石上覆盖大量的专用润滑油,不能干磨,因为金属屑会被刮下陷入磨石表面,损害磨石和刀锋。使用润滑油后,从刃部被磨下来的金属屑会被油所承载,防止这些细屑嵌入磨石,称为"积淤"。

2. 陶瓷磨石(Ceramic stone)　陶瓷磨石是坚硬的合成磨石,含有细小及中等磨砂,粒度当量为 1000、500,此磨砂用水润滑,非常适合牙科器械的日常修复。使用陶瓷磨石修磨后产生金属屑累积而不是"积淤"。

3. 印度磨石(India stone)　印度磨石是合成磨石,由氧化铝结晶和细小及中等磨砂组成,使用时需要使用专用磨刀油。

要选用正确粗细的磨砂对器械进行琢磨。较粗的磨砂一般用来进行器械的粗磨整形,不可用做精细琢磨,否则会去除过多的刃部金属,使刃部形状产生变化。在使用较粗磨砂进行初步琢磨后,要换用细小磨砂进行精细的刃部琢磨。

(二)根据形状分类

1. 扁平磨石　扁平磨石呈矩形,可以是阿肯色磨石、陶瓷磨石或印度磨石。

2. 楔形磨石　楔形磨石是边角圆滑的矩形磨石,通常是阿肯色磨石或印度磨石。

3. 圆锥形磨石　圆锥形磨石一般是阿肯色磨石,用于修磨后去除挂丝的边角。

4. 圆柱形磨石　圆柱形磨石可以是阿肯色磨石或陶瓷磨石,也用于修磨后去除挂丝的边角。

表 5-1　磨石分类

磨石种类	粗糙度	使用	润滑
合成石	粗	广泛对于变形的或非常钝的刀刃进行重新塑形	水
印度合成石	中等	对钝的刀刃重新塑形	水或油
阿肯色天然石	细	常规琢磨较好维护的刀刃	油
陶瓷合成石	细	常规琢磨较好维护的刀刃 粗或中等磨石琢磨后刃面的完美	水

二、电动磨石

SIDEkick 磨利器(图 5-2):SIDEkick 磨利器是一个电池动力型修磨设备,使用非常人性化。这种修磨器由以下几部分组成:

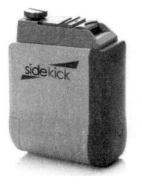

1. 两个定位导板通道　S/U 通道用于修磨镰形和通用刮治器;G 通道用于修磨 Gracey 刮治器。

2. 两个垂直阻挡板。

3. 两个终止杆向导。

4. 一个用来修磨刮治器尖的向导。

图 5-2　电动磨石

第二节　基本磨利技术

牙周刀型器械的磨利是一项精细的操作，需要耐心、仔细和认真。同时需要掌握一些基本技术，只有掌握扎实的基本功，才能在临床工作中做好器械磨利操作。

一、器械锋利度的检查

基础治疗中常用的龈上洁治器和龈下刮治器统称为刀型器械，其刀叶的刃都是由两个面汇合而成的。比如，匙形的刀叶刃就是由侧面和叶面所组成。

如果器械比较锐利，我们可以看到刀刃呈一条十分纤细的线状。但是，这些器械是由金属做成的，在临床使用过程中必然产生磨损，线状刃经磨损后便成为圆钝状。从其断面看，叶面与侧面原先所具备的锐角则变成了弧形。这样，为刀型器械最主要特征的刀刃就失去了其功能。刀刃与牙面及牙石接触时，从线与面的接触变成面与面的接触。在使用侧压力时，力就在此平面上分散。所以，用不锐利的器械刮除牙石，即便使用更大的力，效果也会很差。

临床上，需要经常检查洁治器和刮治器是否锐利。其检查方法主要有以下五种：

1. 使用专用硬质塑料测试棒　这种塑料棒专门设计用来测试刀刃的锋利度，使用时将器械切削刀刃侧压向测试棒，锋利的刃部能够钩住或刺入测试棒，不会滑到测试棒的另一侧。边角刮除后会产生金属刮擦声。如果器械刃部变钝，则很难削进棒内，只会从表面划过。这种棒对器械无损伤，可以反复使用。

2. 目视法观察　在阳光或灯光下检查器械。检查者对着灯光缓慢转动器械，使器械面与灯光束接近垂直。锋利的刀刃只能看到一条刃口线，没有厚度，也不反射光。如果刀刃是钝的，则因为其形成一个圆钝面，可以看到刀刃反射的白光。用放大镜观察更加明显。

3. 指感法　用拇指在刀刃上碰一碰，试一试刃口是否锋利。如果器械比较锐利，就会有刃口似乎可以划入皮内的感觉。如果器械变钝，则会感到刃口有光滑感。

4. 甲试法　用刀刃在拇指指甲上以刮治的动作轻轻划一下，如果器械锐利，则很容易在指甲上刮下薄薄的一片。

5. 比较法　用全新的器械和使用后的器械进行比较，样品可以作为标准来进行参照，以便进行正确的琢磨，保持器械使用、琢磨后不变形。

二、器械琢磨的一般原则

镰形洁、刮治器以及牙周其他器械在使用过程中，要"一钝即磨"。立即磨利有许多优点，比如，刀刃只需要轻微的琢磨和修整外形，临床使用时医生和患者都要更容易而轻松，而且器械使用寿命更长，而长时间不磨利的话，钝的刀刃需要反复的修磨，每次磨的时候外形修整反而更多，临床上医生使用不利索，也容易使器械在牙面滑动而损伤组织，一次修磨太多，很难掌握得均匀，器械损耗大，也影响器械使用寿命。所以，经常修磨更保护器械。

器械修磨总的原则是必须在不改变刀叶设计外形的条件下使器械锐利，具体如下：

1. 根据器械的情况选择大小及磨砂晶粒粗细合适的磨石。

2. 如果器械已用于治疗中，则应选用消毒的人造磨石。

3. 器械修磨前应洗净擦干，否则也会成为临床交叉感染的来源。

4. 先看清器械刃面的刀叶形状，然后按照刀叶本来的设计要求，重建正确的工作角度，即磨面与叶面的角度。

5. 要牢固握持器械和磨石，以保证修磨时的工作角度不变。这样，所修磨刃面的磨耗一致，不会使修磨后的刀刃产生扭曲变形。

6. 磨利器械时，用力要均匀一致，用力过大会使器械损耗太快，从而缩短器械寿命。

7. 修磨器械时，不管是运动器械法，还是运动磨石法，修磨的最后一个动作都应是磨石相向于刃口向下方运动，否则会在刃口形成挂丝的刃边缘。一旦在刃边缘形成挂丝，使用效率则大为下降，不仅难以清除牙面结石，而且会在牙面上产生划痕。

8. 各种磨石在使用前均要先润滑。合成磨石用水润滑，天然磨石用润滑油润滑。这样可以减少器械和磨石的摩擦力和摩擦热量，修磨过程中产生的金属碎屑不粘在磨石上，防止其嵌入磨石表面，降低其有效性。

9. 器械磨利后要及时擦净粘在刀叶上的油污和水渍，然后作消毒处理。

10. 器械磨利的基本方法有两种：一种是固定磨石，运动器械；一种是固定器械，运动磨石。两种方法要根据器械刀叶外形合理使用，只要正确掌握，两种方法都是有效的。

11. 器械磨利后要即刻检查锋利度，如果效果不佳则重新修磨。

三、基本手法

（一）器械握持（图5-3）

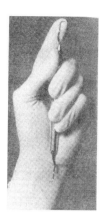

图 5-3　器械握持

以掌握式完全握持器械，食指和拇指支撑器械的颈部，以平衡于琢磨刃部下端时产生的压力。

（二）磨石握持（图5-4）

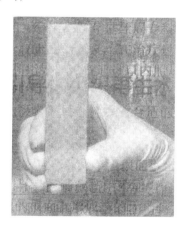

图 5-4　磨石握持

握住磨石下半部分，垂直握住，拇指在内面向自己一侧，其他手指位于外侧，该握法既稳定了磨石，又有利于磨石进行连续的垂直运动。在进行琢磨时，应平滑移动整个手臂。

（三）建立修磨侧面的工作角度

1. 用左手以"掌握式"握持器械，使叶面与地面平行。

2. 右手如前握持磨石。

3. 两上臂抵靠于体侧,或将肘部抵靠于台面建立稳定支点。

4. 将磨石面抵靠于器械下干及刀叶侧面,使叶面与磨石面角度为90°。

5. 将磨石向外倾斜10°~20°,使刀叶侧面于磨石表面紧贴,叶面与磨石面角度为100°~110°。如果器械已使用变形,则会在叶面与磨面间产生一个豁口,不能紧密贴合(图5-5)。

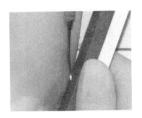

图5-5 修磨侧面的工作角度

（四）器械琢磨顺序

无论是镰形洁治器、通用型匙形器或Gracey匙形器,都应该先磨刀叶侧面,然后修磨叶面。不能过多修磨叶面部,否则会使器械变薄。

第三节　常用牙周器械磨利法

常用需要磨利的牙周器械包括镰形洁治器、龈下刮治器的匙形器,包括通用型匙形器和Gracey刮治器。

一、镰形洁治器磨利法

镰形器分为角镰和弯镰。角镰的叶面呈平面形,而弯镰的刀刃为曲刃,所以刀叶从近干端至刀尖有一定的弧度。但是,在断面上,两种镰形器都差不多,其刀叶叶面与侧面的交角为70°~80°(图5-6),这是保证刮治器有效使用的最重要的外形设计。如果琢磨后改变了这个角度,器械的工作效能则明显下降。刃角小于70°,虽然器械很锐利,但刃口太薄,使用后会很快磨钝;刃角大于90°,则刮除牙石时需要使用很大的侧压力,而且仍容易打滑,往往难以刮净牙石。器械刀面和颈末端成 90° 角,掌握这点非常重要,影响着琢磨时磨石和器械的位置。

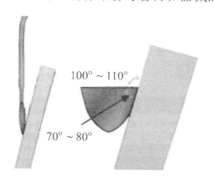

图 5-6　镰形器琢磨法

(一)固定器械,运动磨石磨利法

1. 用左手以"掌握式"握持器械,上臂抵于体侧。镰形器的叶面向上与地面平行,需要修磨的刃部朝下,且其头部朝向术者。器械颈部末端对准 12 点钟方向。

2. 将磨石涂有润滑剂的一面靠在刃部的右侧缘。磨石平面也对准 12 点钟方向,然后倾斜至不到 1 点钟方向,使刀叶侧面与磨石表面紧贴。

3. 大多数镰形器的侧面为平面式,而不是曲面,所以磨石可以完全顺着刀叶侧面运动。当磨石面完全与器械侧面贴合时,叶面与磨石面的角度便自然为 100°～110°。如果镰形器的侧面不是平面式,则应在修磨过程中随时根据需要调整工作角度。

4. 右手沿上下方向运动磨石,压力宜轻不宜重,并在磨石运动中始终保持磨面与刀叶侧面紧密接触。对于大多数镰形器,平面磨石可以抵靠到刀叶的整个刃口,所以不需再转动位置。但如果是长刀叶镰形器,磨利时无法在一个位置上磨到整个刀刃,则应从刀叶的近干端 1/3 开始,移向中部 1/3,最后到达刀尖的 1/3 段。同时要注意:镰形器刀叶末端是尖形的,不应磨成圆钝状。

5. 当刀叶侧面与磨面之间的豁口逐渐变小乃至消失时,便会在刃面上逐渐出现积淤,如果使用的是陶瓷磨石则产生金属屑的累积,此时表示已基本磨好。用纱布将积淤或金属屑从刀刃和磨石上擦拭掉。

6. 修磨的最后一次动作应使磨石相向于刃口向下方运动,以免产生挂丝,形成卷刃。

7. 修磨另一侧刃面　旋转器械使其头部背向术者,保持"掌握式"姿势,用食指和拇指支撑器械的颈部,柄末端对准 12 点钟位置。磨石位置同前。如上法对另一侧刃面进行修磨。

8. 检查刀刃是否锐利,必要时可以重新修磨。

　　修磨侧面时，一般用拉动法，但也可以用推拉两种方向力。如果用推拉两种力，则与匙形器琢磨原则一样，最后一次磨动动作都应该向刀刃方向，即拉动磨石，否则易出现卷刃。

（二）固定磨石，运动器械琢磨法（图 5-7）

1. 用左手将平面磨石固定在台面上，在修磨时，磨石不可倾斜或滑动。

2. 右手以改良执笔式握持器械，使其在磨动时不会旋转或改变角度。

3. 用无名指和小指在磨石侧缘作支点。

4. 将刀叶侧面靠在磨面上，使工作角度为 100°~110°。

5. 前后来回推拉器械如进行刮治，力量适中，不宜过大，以免器械磨耗过多，或在磨石上形成划痕，甚至形成卷刃。

6. 使用缓慢的短行径磨利运动，以保持刀刃与磨面的角度不变。磨利时使用拉力，即向着刀刃方向，从前向后逐步减轻压力。

7. 两侧刀刃均要进行修磨。

8. 最后检查刀刃是否锐利，必要时可以重新再做。

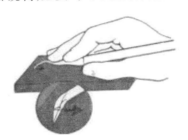

图 5-7　镰形器琢磨法

（三）直头镰形器的叶面修磨法（收尾步骤）

1. 将直头镰形器的尖部朝向术者，颈部末端对准 12 点钟位置。

2. 将一块扁平磨石放在器械的刃面上，磨石两端对准 3 点钟和 9 点钟方向。

3. 从一侧到另一侧轻轻移动磨石，去除挂丝。

4. 使用润滑剂能更好地磨利器械叶面。

（四）弯头镰形器的叶面琢磨法（收尾步骤）

1. 将弯头镰形器的尖部朝向术者，颈部末端对准 12 点钟位置。

2. 将一块圆锥磨石放在器械的平面上，并对准 3 点钟和 9 点钟位置。

3. 沿着刃面自根部向尖部轻轻旋转圆锥磨石，去除挂丝。

4. 磨石可加润滑剂也可不加。

　　上述为主力手为右手者的操作方法，主力手为左手者的操作方法与上述相同，方向相反。镰形器多数用手动非固定磨石，但也可用机动固定磨石。

（五）测试

1. 测试棒的位置　术者以左手的食指和拇指夹持测试棒,露出棒尖约 2 cm。测试棒对准 12 点钟位置。

2. 器械握持　右手以"改良执笔式"握持已琢磨器械。将器械绕到测试棒后方,露出尖部朝向术者。以测试棒右侧部分为支点,让需测试的切削刀刃靠在测试棒左侧。注意:无名指不要压在测试棒顶端。颈部末端对准 1 点钟位置,即临床进行刮治时采用的角度。

3. 测试刀刃　将切削刀刃侧压向测试棒,然后松开。逐段测试整个刃部。锋利的刃部会刺入或钩住测试棒,不会滑到测试棒的另一侧。边角刮除后会产生金属音。如果刃部滑动,说明刃部可能仍然是钝的,或颈部位置方向不对,或琢磨时磨石的位置不正确。注意:不要削刮测试棒,会使得刃部变钝。

4. 测试另一侧刀刃　旋转器械使头部背向术者,颈部末端位于测试棒前方。重复以上测试步骤。

注意:一定要测试整个刃部。

上述为主力手为右手者的操作方法,主力手为左手者的操作方法与上述相同,器械位置、方向、角度完全相反。

二、通用型匙形刮治器琢磨法

通用型匙形器有两个平行的切削刀刃,会聚到一个圆形刀尖。切削刀刃由刃面和两个侧面连接而成。器械刃面和颈末端成 90° 角(图 5-8)。这点非常重要,影响着琢磨时磨石和器械的位置。

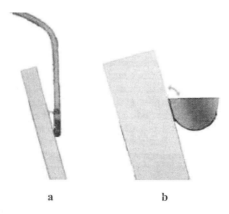

a　　　　　　　　b

图 5-8　匙形器琢磨法

（一）固定器械，运动磨石琢磨法

1. 用左手以"掌握式"握持器械，上臂抵于体侧。镰形器的叶面向上与地面平行，需要修磨的刃部朝下，且其尖部朝向术者。器械颈部末端对准12点钟方向。

2. 将磨石涂有润滑剂的一面先靠在刃部的右侧缘，磨石平面也对准12点钟方向，然后倾斜至不到1点钟方向，使刀叶侧面与磨石表面紧贴。

3. 右手沿上下方向平滑地移动磨石，注意移动的幅度要大，用力适中，保持连续运动，并在磨石运动中始终保持磨面与刀叶侧面紧密接触。从刀叶的近干端1/3开始，移向中部1/3，最后到达刀尖的1/3段。

4. 当刀叶侧面与磨面之间的豁口逐渐变小乃至消失时，便会在刃面上逐渐出现积淤，如果使用的是陶瓷磨石则产生金属屑的累积，此时表示已基本磨好。用纱布将积淤或金属屑从刀刃和磨石上擦拭掉。

5. 修磨的最后一次动作应使磨石相向于刃口向下方运动，以免产生挂丝，形成卷刃。

6. 另一侧刃面磨利　旋转器械使其尖部背向术者，保持"掌握式"姿势，用食指和拇指支撑器械的颈部，末端对准12点钟位置。磨石位置同前。如上法磨另一侧刃。

7. 检查刀刃是否锐利，必要时可以再磨。

有些人喜欢用上下弯转磨动的方法，他们认为这样能保持住上下移动的一致。一般说来，这种琢磨方法是一种快速而不连贯的动作。磨石从器械一端开始做一个来回运动，然后再重复。有些人的确能够做这种连续不中断的弯转磨动而保持磨石始终不离开刀叶。但是，这种方法需要非常丰富的经验，因为修磨时看不到工作角度，而沿着刀叶侧面弯转向上磨动时，需要保持磨石与刀叶接触的长度又很长。由于修磨动作是弯转式的，所以这就意味着磨石最后与刀叶接触时（即上下一次磨动以向上磨动动作结尾时），刀叶叶面与磨石磨面的角度往往都是小于100°，实际上，在大多数情况下甚至小于90°，这样磨出的刀叶刃角往往达到90°以上（图5-9）。

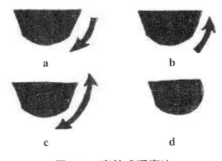

a　　　　　　b

c　　　　　　d

图5-9　弯转式琢磨法

同样,向上弯转的方法也可使刀叶变形。因为用不连贯的向下弯转修磨动作,必须保证每一次磨石与刀刃接触时的工作角度都完全一致,而且修磨过程中一直要保持这个角度,这是相当困难的。所以,特别是初学者不要使用这种弯转磨利法。

如果已经用这种方法将器械磨变了形,在使用时会立即发现刃口不容易刮住牙石,很容易从牙石表面滑过。如果将平面磨石按 100°~110° 角抵在刀叶侧面,则会发现叶面与磨面之间形成明显的豁口。直接从叶面上方向下看,也会发现,若刃角太大,则可看到侧面的一部分,这表示刀叶已磨变形。

(二)固定磨石,运动器械磨利法(图 5-10)

1. 用左手将平面磨石固定在台面上,修磨时,磨石不可倾斜或滑动。

2. 右手以改良执笔式握持器械,使其在磨动时不会旋转或改变角度。

3. 用无名指和小指在磨石侧缘作支点。

4. 将刀叶侧面靠在磨面上,使工作角度为 100°~110°。

5. 前后来回推拉器械如进行刮治,力量适中,不宜过大,以免器械磨耗过多,或在磨石上形成划痕,甚至形成卷刃。

6. 使用缓慢的短行径磨利运动,以保持刀刃与磨面的角度不变。使用拉力时,即向着刀刃方向,从前向后应逐步减轻压力。

7. 两侧刀刃均要修磨。

8. 检查刀刃是否锐利,必要时可以重新磨。

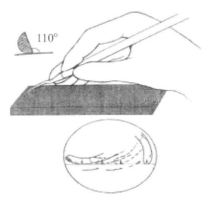

图 5-10　固定磨石,运动器械磨利法

(三)刀尖部分的修磨

要保持刮治器刀尖的圆角形状,旋转器械使其顶点对准 3 点钟位置,向上倾斜到 2 点钟位置。连续地上下移动磨石,旋绕交迭修磨以磨圆刀尖。

（四）叶面部分的修磨（收尾步骤）

让器械尖部朝向术者,颈部末端对准 12 点钟位置。将一块圆锥形或圆柱形磨石放在器械的叶面上,磨石两端分别对准 3 点钟和 9 点钟位置。沿着叶面自根部向刀尖轻轻旋转磨石,去除挂丝。

对器械的另一端也要重复同样的修磨步骤。

上述为主力手为右手者操作方法,主力手为左手者的操作方法与上述相同,方向相反。

匙形器侧面还可以用电动磨石修磨。操作时,器械和固定磨石的手机都用掌拇法握持。先将磨石放在器械刀叶的近干端,保持正确的工作角度,然后开动电机,逐步向刀尖方向修磨。一般来说,不要用这种方法,只有在器械刀刃非常钝的时候方才使用。

（五）测试

1. 测试棒的位置　术者以左手的食指和拇指夹持测试棒,露出棒尖约 2 cm。测试棒对准 12 点钟位置。

2. 器械握持　右手以"改良执笔式"握持已琢磨器械。将器械绕到测试棒后方,露出头部朝向术者。以测试棒右侧部分为支点,让需测试的切削刀刃靠在测试棒左侧。注意:无名指不要压在测试棒顶端。颈部末端对准 1 点钟位置,即临床进行刮治时采用的角度。

3. 测试刀刃　将切削刀刃侧压向测试棒,然后松开。逐段测试整个刃部。锋利的刃部会刺入或钩住测试棒,不会滑到测试棒的另一侧。边角刮除后会产生金属音。如果刃部滑动,说明刃部可能仍然是钝的,或颈部位置方向不对,或修磨时磨石的位置不正确。注意:不要削刮测试棒,会使得刃部变钝。

4. 测试另一侧刀刃　旋转器械使头部背向术者,颈部末端位于测试棒前方。重复以上测试步骤。

注意:一定要测试整个刃部。

上述为主力手为右手者操作方法,主力手为左手者的操作方法与上述相同,器械位置、方向、角度完全相反。

三、Gracey 匙形刮治器磨利法

Gracey 匙形器不同于镰形器和通用型匙形器,其叶平面下弯 70°角,这使得该器械仅具有一个需要琢磨的切削刀刃（较低的一侧）。Gracey 匙形器的刃部并不像看上去那样是倾斜的,但是由于只有一个工作侧面,所以整个刃部整体向一个方向倾斜,但刀刃部分是直的,这是由于它由颈部延伸而来。在进行磨利前一定要牢记这点,以便在修磨后也保持原有的刃部设计。

  Gracey 匙形器是成组设计的产品,其头部由编号确定。如 Gracey 匙形器 11# ~ 12# 的一头是 11#,另一头就是 12#。

  Gracey 匙形器的刃部定位:对所有编号为单数的 Gracey 匙形器头部,修磨时刀尖对准术者,所有编号为双数的 Gracey 匙形器头部,修磨时刀尖背向术者。这时位于刃部右侧较低的即为切削刀刃。

  主力手为左手琢磨者的刃部定位与上相反:对所有编号为单数的 Gracey 匙形器头部,琢磨时刀尖背向术者,所有编号为双数的 Gracey 匙形器头部,琢磨时刀尖朝向术者。这时位于刃部左侧较低的即为切削刀刃。下面以主力手为右手者的琢磨器械法加以介绍。

  (一)编号为单数的器械头部琢磨

  1. 器械位置 左手用"掌握式"握持器械,需要磨利的刃部朝下,且其尖部朝向术者。注意器械的下干倾斜向 11 点钟位置。用食指和拇指支撑器械的颈部。

  2. 磨石位置 将磨石先抵在刃部的右侧缘,磨石对准 12 点钟位置,然后倾斜至稍微不到 1 点钟的位置。

  3. 磨石运动 整个手臂平滑地上下移动磨石,开始进行修磨。从刀叶的近干端 1/3 开始,移向中部 1/3,最后到达刀尖的 1/3 段。注意:要对整个刃部进行修磨。保持沿着整个刃部进行连续地上下移动。可以看到在刃部的整个平面上逐渐出现积淤,如果使用的是陶瓷磨石则产生金属屑的累积,此时表示已基本磨好。用纱布将积淤或金属屑从刀刃和磨石上擦拭掉。

  4. 刀尖修磨 保持颈部末端对准 11 点钟位置。缓慢旋转器械使其头部对准 3 点钟位置。器械刃面应该和桌面平行。磨石水平放置,对准 3 点钟位置,然后右侧上移对准 2 点钟位置。连续地上下移动磨石,并旋转交迭琢磨以磨圆刀尖。用纱布将积淤或金属屑从刃部和磨石上擦拭掉。

  5. 收尾步骤 让尖部朝向术者,颈部末端对准 11 点钟位置。将一块圆锥形或圆柱形磨石放在器械的叶面上,对准 3 点钟和 9 点钟位置。沿着叶面自根部向刀尖轻轻旋转磨石,去除挂丝。

  (二)编号为双数的器械头部琢磨

  1. 器械位置 左手用"掌握式"握持器械,需要磨利的刃部朝下,且其尖部背向术者。注意:器械的下干倾斜向 11 点钟位置。用食指和拇指支撑器械的颈部。

  2. 修磨步骤同上。

  3. 刀尖修磨 保持颈部末端对准 11 点钟位置。缓慢旋转器械使其尖部对准 3 点钟位置。器械刃面应该和桌面平行。磨石水平放置,对准 3 点钟位置,然后右侧上移对准 2 点钟位置。连续地上下移动磨石,并旋转交迭修磨以磨圆刀尖。用纱布将积淤或金属屑从刃部和磨石上擦拭掉。

4. 收尾步骤　让尖部朝向术者,颈部末端对准 1 点钟位置。将一块圆锥形或圆柱形磨石放在器械的叶面上,对准 3 点钟和 9 点钟位置。沿着叶面自根部向刀尖轻轻旋转磨石,去除挂丝。

主力手为左手者的操作方法与上述相同,但器械、磨石位置方向完全相反。

（三）测试

1. 测试棒的位置　术者以左手的食指和拇指夹持测试棒,露出棒尖约 2 cm。测试棒对准 12 点钟位置。

2. 刮治器位置　刮治器颈部下干对准 12 点钟位置。

3. 器械握持　右手以“改良执笔式”握持拟磨利的器械。

编号为单数的 Gracey 刮治器尖部朝向术者,将器械绕到测试棒后方。编号为双数的 Gracey 刮治器尖部背向术者,将器械绕到测试棒前方。以测试棒右侧为支点,让需测试的切削刀刃靠在测试棒左侧。注意:无名指不要压在测试棒顶端。此时测试棒和刮治器颈部下干均对准 12 点钟位置。保持器械测试角度,即临床进行刮治时采用的角度。

4. 测试刀刃　将切削刀刃侧压向测试棒,然后松开。逐段测试整个刃部。锋利的刃部会刺入或钩住测试棒,不会滑到测试棒的另一侧。边角刮除后会产生金属音。如果刃部滑动,说明刃部可能仍然是钝的,或颈部位置方向不对,或修磨时磨石的位置不正确。注意:测试时不要削刮测试棒,会使得刃部变钝。

上述为主力手为右手者操作方法,主力手为左手者的操作方法与上述相同,但器械位置、方向、角度完全相反。

四、锄形洁治器琢磨法

锄形器,包括锄形洁治器和锄形刮治器。工作端形态相似,但大小不同。锄形刮治器为龈下刮治器,工作端比龈上洁治器要小得多。但锄形器都只有刀叶末端一个线状刃,其刀叶与器械的干形成 99°～100°角。刀刃由内侧面与叶面会合而成,内倾角 45°（图 5-11）。锄形器的修磨步骤如下:

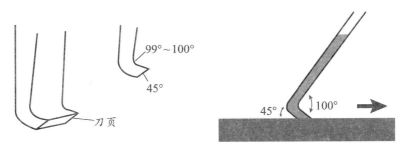

图 5-11　锄形器琢磨法

1. 选择合适的平面磨石,用左手将其固定在台面上,不使移动。

2. 右手执笔式握持器械,用无名指和小指在磨石侧缘作稳固的支点。

3. 将锄形器刃面抵靠在磨面上,使之与磨面完全贴合,刀叶侧面与叶面的交角为45°。维持此贴合关系,则能保证琢磨后刀叶不会变形。

4. 用适当的压力拉动器械,向刀刃方向磨动。磨动行程宜短、宜慢;使手、臂同时运动,以不改变刃面与磨面的关系。

5. 逐步减轻压力,然后用推压力将刀叶推至原位。同样,保持刀叶刃面与磨面密切贴合,如此反复。

6. 修磨运动最后一次磨动时,应为拉压力运动,以免形成卷刃。

7. 检查刀刃是否锐利,必要时可重复再磨,注意保证器械不致变形。

8. 用左手握持器械,刀刃向前,右手持磨石,然后用磨石在刀刃角部轻轻向叶面方向作弧形磨动。一般两、三次即可。这样,使刀刃的两侧角稍稍圆钝,以免临床应用时在牙面形成划痕或撕裂软组织。

五、器械与磨石的保养

(一)器械的保养

牙周器械,特别是刀形器械均比较精细,刀刃也十分锐利。除了在使用时注意保护刀叶以减少器械损耗外,琢磨时也应注意不要过度用力,并且不要一次磨除太多。否则刀刃太薄,则抗力减弱。同时,在使用过程中还应注意如下问题:

1. 器械清洗、消毒或其他原因将多支器械放在一起时,要尽量保持刀叶不要相互扯挂,否则刀叶极易损伤。

2. 有刃器械不能用煮沸法消毒。若用高压灭菌法消毒,需将每支器械单独包装,或每支单独用纱布包好裹紧,否则可使器械变钝。

3. 临床使用时,刀叶面与牙面角度要适当,不恰当的角度不仅损伤牙面,而且损伤器械。器械刀刃也不要在金属修复体上刮动,更不能用其修整修复体悬突。

4. 长期不使用的器械应该在刀叶上涂油保存。

(二)磨石的润滑和保养

1. 润滑

(1)润滑剂一般为水或油,用在磨石的表面来减少器械和磨石的摩擦力。

(2)润滑剂帮助金属碎屑不粘在磨石的表面。这些金属屑可以嵌入磨石的表面从而减少它的有效性。

(3)润滑剂可以减少器械和磨石之间摩擦热量。没有润滑的磨石比有润滑剂的磨石对器械的损伤更大。

(4)如果在治疗过程中需要修磨器械,最好使用人造磨石,浸水修磨器械,这样便于按院感要求操作。

（5）天然磨石必须用油来润滑，不建议在治疗过程中使用，因为油不方便灭菌消毒。

2. 保养

（1）首先用超声清洁器和温水去净除磨石表面的金属颗粒。

（2）清洁过后，用纸巾擦干，打包或者放到器械盒里灭菌消毒。

第四节　电动磨利器磨利法

使用电动磨利器调磨手工器械，以维持其正确的角度和外形。SIDEkick琢磨设备是一个电池动力型琢磨设备，使用非常人性化。

【相关基础知识】

SIDEkick导向板部分这个琢磨设备由以下几部分组成：① 两个定位导板通道；② 两个垂直阻挡板；③ 两个终止杆向导；④ 一个用来修磨刮治器尖的通道。

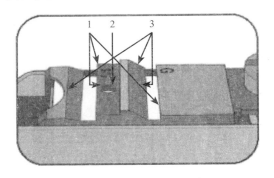

图 5-12　琢磨设备的组成

图5-12中每个通道有如下特点：

（1）垂直阻挡；

（2）尖部向导（只用作刮治器）；

（3）终止杆向导。

【目的】

用电子磨刀器修磨牙周刀型器械。

【评估】

器械的种类、分辨器械工作刃的方向及角度。

【操作前准备】

1. 用物准备 修磨工具：SIDEkick 琢磨设备，测试棒，放大镜，防护镜，手套，口罩。建议使用人造磨石，因为只需用水作润滑剂，便于清洗。

2. 环境准备

（1）工作台面：一个稳定的工作台面是琢磨成功的基本条件。不稳的台面对于琢磨过程非常不利。工作台面应该是消毒过的并且盖上隔挡如塑料包布或者防水纸。隔挡要覆盖住整个台面。

（2）光线：光源充足，应能照亮整个琢磨工作区域。

【操作流程】

具体操作流程见表 5-2。

表 5-2 器械修磨操作流程

1. 检查器械刃，戴护目镜、口罩（同上）	
2. 磨利方法	
（1）镰形和通用型刮治器 ① 把工作端放在 S/U 通道里 把工作刃的背部的中段紧靠 S/U 通道的垂直阻挡	
② 器械柄的下段紧靠终止杆 弧形或者直的工作刃的工作端的位置是一样的； 打开电源开关	

（续表 5-2）

③ 对着磨石用轻微的压力移动刀刃 在磨利过程中保持与垂直阻挡和终止杆相接触； 移动 2～3 次刀刃，用测试棒来测试锋利度； 重复这个程序来修磨工作端的对侧刀刃	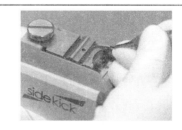 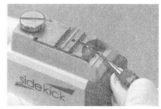
④ 修磨刮治器的尖端 如果修磨通用刮治器，把工作尖放到尖部导孔里； 将工作端背部紧靠孔边缘； 轻轻转动器械，从一边至另一边移动器械端尖 2～3 次	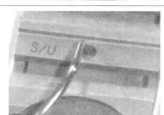 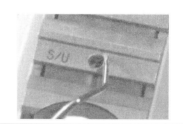
（2）Gracey 刮治器 ① 把工作端放在 G 通道里 把工作刃的中段紧靠 G 通道的垂直阻挡	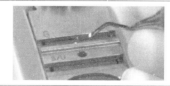

（续表 5-2）

② 器械的下端柄紧靠斜面挡板 打开电源	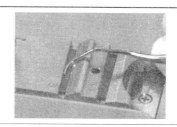
③ 轻轻移动器械 琢磨过程中保持刀刃与垂直阻挡和斜面挡板同时接触； 修磨刀刃 2~3 次，用塑料测试棒来检查锋利度	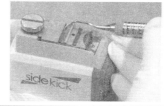
④ 琢磨刀尖 把刀尖放到尖部向孔内； 工作刃背部紧靠洞边缘，转动器械； 从一边至另一边移动刀尖 2~3 次	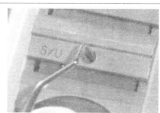 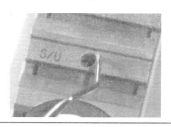

【注意事项】

1. 器械修磨后，将磨石拆下，可用超声清洁器或者刷子温水去净磨石表面的金属碎屑（图 5-13）。

2. 清洁过后，用纸巾擦干磨石，打包或者放到器械盒里灭菌消毒（图 5-14）。

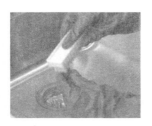
图 5-13 清洁磨石

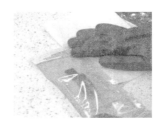
图 5-14 磨石打包消毒

第五节 时钟磨利技术

时钟磨利法,是通过时钟比对的方法使用磨石调磨手工器械的刃缘,以维持其正确的角度和外形。牙周基础治疗所使用的器械多具有锋利刀刃,在临床上锋利的器械,可以提高精细的触觉敏感度,从而有效地去除牙石、减少操作疲劳,并可节省时间,也避免钝化器械在牙面上滑动损伤软组织。

【目的】

使用磨石将变钝的器械边缘磨锐。

【评估】

器械的种类、分辨器械工作刃的方向及角度。

【操作前准备】

1. 用物准备　修磨工具。琢磨的工具包括长方形或圆柱形磨石、测试棒、放大镜、防护镜、手套、口罩。

2. 环境准备

（1）工作台面:用塑料包布或者防水纸覆盖工作台面。

（2）光线:光源充足,应能照亮整个琢磨工作区域。

【操作流程】

表 5-3　时钟磨利法操作流程

1. 检查器械刃, 戴护目镜、口罩	
2. 掌拇法握持拟修磨的器械 器械柄贴于大鱼际; 食指抵住工作端; 拇指抵住干根部	
3. 左手握器械, 肘部抵住台面 右手握磨石	
4. 修磨镰形器	
（1）左手握持器械 拟磨利的工作端指向 6 点钟位置; 尖端指向术者	
（2）磨石抵于刃部右侧面 首先对准 12 点钟位置, 然后倾斜至稍微不到 1 点钟方向	
（3）右侧手臂平滑上下移动 刃根 1/3、中 1/3、尖 1/3	
（4）修磨对侧刃 工作端尖端背向术者; 颈末端对准 12 点钟方向; 磨石贴近刃, 转向不到 1 点钟方向; 平行移动磨石（同上）	

（续表 5-3）

（5）收尾 让其头部朝向您,颈末端对准 12 点钟位置; 磨石放在器械平面上,对准 3 点钟方向和 9 点钟方向; 自根部向头部旋转	
5. 修磨通用型刮治器	
（1）器械位置 工作端向下; 尖端指向术者	
（2）握持 掌拇法; 肘部抵住台面; 颈末端指向 12 点钟方向	
（3）磨石指向靠近 1 点钟方向磨动	
（4）自根部达尖部大幅度、连续及时去除积淤	
（5）对侧刃 尖端背向术者; 颈末端指向 12 点钟方向; 磨石指向 1 点钟方向; 连续磨动	
（6）修磨刀尖 尖端指向 3 点钟方向; 磨石由 3 点钟方向向上倾斜至 2 点钟方向; 上下旋绕磨圆刀尖	

（7）收尾 尖端指向术者； 颈末端指向 12 点钟方向； 柱形磨石置于叶面 3～9 点钟方向 沿叶面旋转磨石	
6. 修磨 Gracey 刮治器	
（1）确定器械编号 奇数号工作端：刀尖朝向术者； 偶数号工作端：刀尖背向术者	
（2）左手掌拇法握持器械 拟修磨的工作端向下； 奇数号工作端：刀尖朝向术者； 偶数号工作端：刀尖背向术者	
（3）器械的颈末端方向指向 12 点钟方向,低 刀刃为拟修磨刃	
（4）奇数端 编号奇数端向下,刀尖朝向术者； 背曲左手,使颈末端指向 11 点钟方向	
（5）磨石贴近工作端侧面,先将方向指向 12 点钟方向,然后右转磨石,指向 1 点钟方向 连续分段磨动,自根部向尖端,平行磨动	

（续表 5-3）

（6）修磨刀尖 器械颈末端指向 11 点钟方向,尖端指向 3 点钟方向,叶面与地面平行; 磨石对准 3 点钟方向,向上倾斜至 2 点钟方向,连续旋绕,及时去除积淤; 轻压力, 6~7 次	
（7）收尾 尖端指向术者; 颈末端对准 11 点钟方向; 柱状磨石置于叶面,方向 3 点~9 点钟方向	
（8）偶数端 编号双数端向下,刀尖背向术者; 掌握式握住器械; 保持颈末端对准 11 点钟位置,重复修磨步骤	

【注意事项】

1. 磨利的目的是恢复刀叶外形特征,最好即用即磨,避免改变工作刃的外形（图 5-15）。

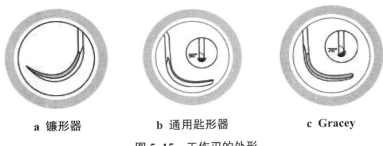

a 镰形器　　　　b 通用匙形器　　　　c Gracey

图 5-15　工作刃的外形

2. 通过颈末端确定修磨的工作角度。磨石位置固定在不到 1 点位置,即 12:03 的方向。镰形器、通用型颈末端指向 12 点钟方向,Gracey 颈末端指向 11:57 的方向。

3. 遵守磨利原则,一钝即磨,避免修磨过多而改变刃部的形态。

4. 修磨的最后一个动作要使磨石相向于刃口向下方运动,否则会在刃口形成挂丝的刃边缘。

5. 终末处理,磨石清洗干净后,高温高压消毒。

第六章

牙周非手术治疗护理配合

第一节　牙周非手术治疗护理概述

　　牙周疾病是最常见的口腔疾病之一,是慢性、非特异性、感染性疾病,治疗周期较长,采用循序渐进的综合治疗方法。牙周病的非手术治疗是每位患者都适用的基础治疗,目的是消除致病因素,使炎症减轻到最低程度,并为下一阶段的治疗做准备。在整个治疗的周期过程中,护理对疾病的控制起到了重要的作用,整个护理过程必须依据护理程序,对患者进行护理评估,做出正确的护理诊断,采用科学的护理措施,从而获得更为理想的治疗效果。

【护理评估】

　　1. 健康史　了解患者身体状况,有无全身性慢性疾病,是否服用或服用哪些的药物等,有无口呼吸的习惯。

　　2. 口腔情况　牙龈肿胀出血情况,有无牙周袋形成、牙周脓肿及牙齿松动等。

　　3. 心理—社会支持状况　评估患者及家属对疾病的反应,对疾病的重视程度,心理承受能力及对疾病治疗和愈后的了解程度。评估患者的治疗依从性。

【常见护理诊断／问题】

　　1. 恐惧焦虑　与疾病性质、就诊环境改变、害怕牙科治疗及担心手术的效果有关。

　　2. 口腔黏膜的改变　与牙龈肥厚或萎缩、色泽改变等有关。

3. 知识缺乏　缺乏口腔卫生知识和疾病相关知识,对疾病早期治疗的重要性认识不足。

4. 急性疼痛　与牙周脓肿等疾病有关。

5. 潜在并发症　疼痛、出血等。

6. 依从性下降　与疾病需要多次来院复诊、时间、经济等问题有关。

【护理目的】

对牙周非手术患者的护理目标是使病人能够:① 了解疾病相关知识,治疗的依从性较好,能够积极配合进行一系列综合治疗。② 通过治疗使患者改善主观症状,牙龈出血、口臭症状消失。③ 能够保持良好的口腔卫生,掌握正确的刷牙方法和正确的牙线使用方法。

【护理措施】

1. 了解治疗项目,根据治疗准备合适的超声洁牙机、手工器械、材料等,根据治疗者的计划,决定是否需要准备砂石磨头等特殊器具,查看无菌包的有效期、完整性、消毒指示胶带有无变色。

2. 向患者说明操作目的、治疗方法、大约持续时间,以取得患者的合作。特别提醒治疗过程中若有任何不适,请举左手示意,避免头部或身体晃动造成口内损伤。

3. 了解患者的身体状况,有无全身性慢性疾病、药物过敏史、是否正在服用药物、特别是是否服用阿司匹林等抗凝药物。必要时检查出凝血时间、血常规、血小板计数等。

4. 将患者引导至椅位上,调节合适的椅位,治疗上颌牙时,使病人上颌𬌗平面与地面呈45°角,治疗下颌时下颌𬌗平面与地面平行,高度与医生肘关节基本平齐。

5. 调节合适的灯光,并在手术过程中随时调整,以保持术野清晰。

6. 嘱病人用氯己定漱口液含漱1分钟。

7. 治疗过程中协助牵拉口角,用吸唾器及时吸净冲洗液,以保证手术区视野清晰。

8. 治疗过程中医护双方进行"四手操作"要配合默契,遵循无菌操作原则。

9. 治疗后向患者详细交代注意事项,预约复诊时间。

10. 按消毒隔离原则处理使用过的器械物品,将刮治器上的血液擦净,进行保湿处理。由于牙周器械许多为有刃器械,因此在整个过程中应轻拿轻放。

11. 超声洁牙机清洁消毒方法

① 治疗结束后卸下手柄用流水冲洗工作尖,拆卸工作尖,将其放入污染器械

回收箱内,手柄、工作尖、启动器送消毒供应室清洁、消毒灭菌处理。

② 储水罐消毒:冲洗后用 500 mg/L 含氯消毒剂浸泡消毒 30 分钟,消毒后在流动水下冲洗,再用蒸馏水冲洗,最后将消毒好的储水罐倒立放置于清洁台面上,干燥备用。

③ 超声洁牙机管路清洗消毒:开启"清洁"模式用 3% 过氧化氢溶液冲洗管路,消毒液停留作用 5 分钟。更换储水罐内液体为蒸馏水,开启"清洁"模式冲洗管路,"清洁"循环结束后,再按"清洁"模式排空管路。

④ 用 75% 酒精对仪器及管线表面进行擦拭消毒。

12. 按消毒隔离原则进行牙椅管道及物表消毒,牙椅管道用 500 mg/L 含氯消毒剂进行冲洗,治疗台面及牙椅各部位用消毒湿巾进行擦拭消毒。

【健康宣教】

1. 告知患者及家属洁牙后出现牙齿酸软等不适是正常现象,这种症状通常在洗牙后 1~2 周内会逐渐消失,若酸软症状一直存在可考虑市面上的抗敏感牙膏,使用两个月左右多会改善。

2. 饮食护理 松牙固定术后注意不要用患牙咀嚼食物,洁牙后两周内请注意饮食勿过冷过热,避免有色食物、饮料使牙齿染色。

3. 洁牙是常规的口腔保健,应每年定期洁牙 1~2 次。

4. 牙周病是慢性炎症性疾病,一旦发现应及时进行序列治疗,洁牙一周后应到医生处复诊检查,做进一步治疗如龈下刮治、根面平整等。

5. 在假牙修复、种植牙、正畸、怀孕等之前均应来牙周科检查,确保牙周健康。

6. 告知患者严格的口腔卫生措施是消除牙龈炎症、防止牙周病进一步发展的基本条件,对患者进行控制菌斑的指导,教会患者正确的刷牙和使用牙线的方法,以减少菌斑。多项研究表明控制龈上菌斑对获得近期和长期疗效、防止复发具有重要的作用。

7. 牙周病的治疗是长期过程,应提高患者的治疗依从性,使其能遵照医嘱按时复诊,并定期检查。

【护理评价】

治疗后及时随访,评价患者通过序列治疗和护理措施的实施,是否达到:① 了解疾病相关知识,治疗的依从性较好,能够积极配合医生进行治疗。② 牙周组织恢复正常或症状得到控制。③ 能够保持良好的口腔卫生,掌握正确的刷牙及牙线等卫生用具使用的方法,口腔卫生状态得到改善。

第二节　龈上洁治术的护理配合

龈上洁治术是指用洁治器械去除龈上牙石、菌斑和色素,并磨光牙面,以延迟菌斑和牙石再沉积。牙菌斑和牙石是牙周病主要的局部刺激因素,洁治术是去除龈上菌斑和牙石的最有效方法。通过龈上洁治术,消除了菌斑和牙石的刺激,可使牙龈炎症完全消退或明显减轻。如慢性龈缘炎,一般能使牙龈恢复健康,而对于牙周炎而言,只有经过洁治术后才能进入下一步的龈下刮治等治疗。因此,洁治术是否彻底完善,直接影响龈炎的治疗效果或下一步的牙周治疗,在牙周治疗后的维持期中,洁治术也是主要的复治内容。

【相关基础知识】

一、适应证

1. 牙龈炎、牙周炎　洁治术是所有牙周治疗的第一步。

2. 预防性治疗　定期(一般为 6 个月至 1 年)做洁治除去新生的菌斑、牙石,是维持牙周健康、预防龈炎和牙周炎发生或复发的重要措施。

3. 口腔内其他治疗前的准备　如修复、正畸、口腔内手术等治疗基本方法。

二、非适应证

1. 急性传染病患者,如结核等。

2. 初萌芽,特别是年轻恒牙,以免因压面产热过多而引起牙髓病变。

3. 有呼吸系统疾病或者其他吞咽困难情况的患者。

三、基本方法

1. 调整患者椅位、头靠和光源。

2. 根据术区调整术者位置和椅位。

3. 嘱患者用氯己定漱口液漱口或用 1% 碘伏消毒术区。

4. 用镰形器去除大块牙石。

5. 用锄形器去除细小牙石和菌斑。

6. 调整椅位及光源。

7. 用同样方法洁治对颌。

8. 牙面抛光。

9. 冲洗术区,检查牙面情况,必要时补充洁治。

10. 2% 碘甘油涂龈。

【目的】

使用洁治器械去除龈上结石、菌斑和色渍,以维持牙周健康。

【用物准备】

1. 药品用物　复方氯己定含漱液、3% 过氧化氢溶液、抛光膏、脱敏剂、菌斑显示剂、龈上喷砂粉。

2. 常规物品　检查器械(口镜、镊子、探针)、牙周探针、帽子、口围、漱口杯、口罩、无菌手术手套、注射器、孔巾、吸唾管、无菌棉卷、防护面罩。

3. 龈上洁治器械　超声洁牙手柄、工作尖、手工洁治器(弯镰)、低速手机、抛光杯、龈上喷砂手柄。

【医护配合操作流程】

医护配合操作流程见表 6-1。

表 6-1　龈上洁治术医护配合操作流程

医生操作流程	护理配合流程
1. 诊疗前准备	
(1)阅读病历,了解患者全身健康状况及化验结果	准备患者病历资料、X 线片、化验结果报告单
(2)做全口牙周检查,设计治疗方案	递牙周探针,并详细记录检查结果
(3)向患者解释病情及治疗流程,交代相关费用	备菌斑显示剂、无菌棉球
(4)患者理解并配合治疗,涂抹菌斑显示剂	协助医生做菌斑染色,嘱患者清水漱口,告知患者红色染色为牙菌斑,使其了解自身口腔卫生状况; 诊疗前进行口腔卫生宣教,指导患者掌握正确的控制菌斑的方法

（续表6-1）

医生操作流程	护理配合流程
（5）戴无菌手套、防护面罩	给予氯己定漱口液,嘱患者含漱1分钟; 协助患者戴护目镜,必要时使用孔巾; 调节椅位、灯光; 根据治疗方案,连接超声手柄,选择合适的工作尖; 戴无菌手套、防护面罩,连接吸唾管,套防护膜
2. 龈上洁治术 使用超声洁牙机去除龈上结石、菌斑及色素,必要时使用手工洁治器	协助吸唾,注意避免刺激患者的咽部; 协助牵拉患者口角,扩大治疗视野; 使用三用枪,冲洗治疗区域,吹净口镜的镜面,保证治疗区域视野清晰,便于医生操作; 随着治疗区域的转换,调节灯光,使光线集中投射至治疗区域; 根据治疗需要传递洁治器,备无菌棉卷,及时清理器械上碎屑,维持器械工作端清洁
3. 喷砂 使用喷砂手柄做全口牙面抛光	调节适当功率及水量; 及时吸除喷砂时喷溅的粉雾
4. 抛光 低速手机抛光牙面	安装抛光杯,遵医嘱备粗、细抛光膏
5. 冲洗、上药	注射器抽取3%过氧化氢溶液递给医生,嘱患者含漱1分钟; 遵医嘱备脱敏剂
6. 诊疗后处理 告知患者术后注意事项	椅位复位,协助患者除头帽、口围 终末处理 对患者进行口腔卫生宣教

【护理要点】

1. 术中依照治疗区域的转换,小幅度地调整灯光,保证治疗区域的清晰。

2. 吸唾时避免刺激患者的咽部,以免引起恶心等不适。

3. 喷砂时及时清洁患者面部,必要时使用孔巾,并使用强吸,及时吸除粉雾。

4. 传递冲洗器时,旋紧针头,以防冲洗时压力过大致针头脱落造成误吞或冲洗液飞溅。

5. 吸唾时联合使用三用枪,及时冲洗治疗区域,以及冲净口镜镜面,保证医生术野清晰,方便操作。

6. 术后对患者进行口腔卫生宣教,确保患者掌握正确的控制菌斑的方法。

【健康宣教】

1. 吸烟患者劝诫其戒烟。

2. 术后会出现冷热敏感,属正常反应,数日即可恢复。

3. 术后因人而异会有少量出血,告知患者不必紧张,一般不会超过 2 天。

4. 告知患者控制菌斑的正确方法。

5. 如需进一步治疗者,嘱患者按时复诊。

第三节　龈下刮治与根面平整术的护理配合

龈下刮治术是用比较精细的龈下刮治器刮除位于牙周袋内根面上的牙石和菌斑,并同时刮除牙根表面感染的病变牙骨质,使部分嵌入牙骨质内的牙石也能得以清除,使刮治后的根面光滑而平整(即根面平整术)。因此,龈下刮治术和根面平整术实际是同时进行的。但刮除牙骨质不宜太多,目前研究表明,细菌内毒素在牙骨质的附着比较表浅和松散,较容易被刮除,所以应当避免过多的刮除牙骨质来达到根面的无感染状态。若牙骨质被刮除过度,就可能是牙本质小管暴露于牙周袋中,不但造成刮治术后的根敏感,还扩大了牙髓与牙周袋之间的通道,增加了相互感染的机会。

【相关基础知识】

一、适应证

1. 牙龈炎有龈下牙石时。

2. 轻度到中度的慢性牙周炎。

3. 重度牙周炎的初步处理。

4. 各种牙周炎及牙周炎并发症。

二、非适应证

1. 急性传染病患者,如结核等。

2. 有严重的全身慢性病、出血性疾病、衰竭性疾病等。

三、基本方法

1. 选择合适的器械。

2. 选择正确的工作端。

3. 改良握笔式握持器械。

4. 建立稳定的指支点。

5. 将器械放置于治疗牙冠中 1/3,器械工作端叶面指向牙面,工作端以 0°插入袋内,抵达袋底。

6. 工作端置于牙石底部边缘,器械颈下段抵向牙面,刀口末端 1/3 贴紧牙面,使工作角度维持在 80°左右。

7. 用腕前臂力刮除牙石和病变牙骨质。

【目的】

使用刮治器械去除龈下结石、菌斑和根面感染的病变骨质,以维持牙周健康。

【用物准备】

1. 药品用物　复方氯己定含漱液、3% 过氧化氢溶液、脱敏剂、龈下喷砂粉。

2. 常规物品　检查器械(口镜、镊子、探针)、牙周探针、帽子、口围、漱口杯、口罩、无菌手术手套、注射器、孔巾、吸唾管、无菌棉卷。

3. 龈下刮治器械　超声洁牙手柄、工作尖、龈下喷砂手柄、刮治器一套(Gracey 刮治器 5/6#、7/8#、11/12#、13/14#)。

【医护配合操作流程】

医护配合操作流程见表 6-2。

表 6-2　龈下刮治与跟面平整术医护配合造作流程

医生操作流程	护理配合流程
1. 诊疗前准备	
(1)阅读病历,了解患者全身健康状况及化验结果	准备患者资料:病历,X 线片、化验结果报告单
(2)做全口牙周检查,明确治疗方案	递牙周探针,并详细记录检查结果

（续表6-2）

医生操作流程	护理配合流程
（3）向患者解释病情及治疗流程,告知相关费用	告知患者术中可能会出现的现象,如出血、敏感及疼痛等。
（4）戴无菌手套、防护面罩	给予氯己定漱口液,嘱患者含漱1分钟; 协助患者戴护目镜,必要时使用孔巾; 调节椅位、灯光; 根据治疗方案,连接超声手柄,选择合适的工作尖;戴无菌手套、防护面罩,连接吸唾管,套防护膜
2. 龈下刮治术、根面平整 使用龈下刮治器械刮除位于牙周袋内根面上的牙石和菌斑,必要时给予局部麻醉	遵医嘱给予麻药; 协助吸唾,注意避免刺激患者的咽部; 协助牵拉患者口角,扩大治疗视野; 使用三用枪,冲洗治疗区域,吹净口镜的镜面,保证治疗区域视野清晰,便于医生操作; 随着治疗区域的转换,调节灯光,使光线集中投射至治疗区域; 根据治疗需要传递刮治器,备无菌棉卷,及时清理器械上碎屑,维持器械工作端清洁
3. 龈下喷砂 使用喷砂手柄做根面抛光	调节适当功率及水量; 及时吸除喷砂时喷溅的粉雾
4. 探查根面	递牙石探针
5. 抛光 低速手机抛光牙面	安装抛光杯,遵医嘱备粗、细抛光膏
6. 冲洗、上药	注射器抽取3%过氧化氢溶液递给医生,嘱患者含漱1分钟; 遵医嘱备脱敏剂
7. 诊疗后处理 告知患者术后注意事项	椅位复位,协助患者除头帽、口围; 终末处理; 对患者进行口腔卫生宣教

【护理要点】

1. 术中依照治疗区域的转换,小幅度地调整灯光,保证治疗区域的清晰。

2. 吸唾时避免刺激患者的咽部,以免引起恶心等不适。

3. 传递冲洗器时,旋紧针头,以防冲洗时压力过大致针头脱落造成误吞或冲洗液飞溅。

4. 吸唾时联合使用三用枪,及时冲洗治疗区域,以及冲净口镜镜面,保证医生术野清晰,方便操作。

5. 使用牙石探针时不可用牙石探针刮除牙结石。

【健康宣教】

1. 吸烟患者劝诫其戒烟。

2. 局麻患者待麻药药效过后再进食,以免黏膜损伤。

3. 术后局部炎症消退,牙龈退缩,可出现牙本质过敏,属正常反应,数日即可恢复。可使用脱敏牙膏。

4. 术后牙龈出血的轻重及持续时间的长短与术前牙龈炎症程度有关,一般不超过2天,不必过度紧张。

5. 患有全身慢性疾病者,如高血压、糖尿病者,嘱患者积极治疗,控制在正常值内。

6. 术前告知患者基础治疗后,局部炎症消退后,根面暴露,牙间隙增大,会影响美观,使其建立正确的期望值。

7. 告知患者正确的控制菌斑的方法,并嘱其按时复诊。

第四节　松动牙固定术的护理配合

松动牙固定术是指使用牙周夹板将多个松动牙连接成一个新的"多根牙",建立一个新的咀嚼单位,以减轻每颗患牙的负担,从而有利于牙周组织恢复健康。

【相关基础知识】

临床常见固定松牙方法:强力纤维强化树脂夹板固定法和树脂粘接固定法。

一、适应证

1. 牙周炎患牙经牙周治疗后,牙松动仍较明显且有咀嚼不适等症状。

2. 术前固定,以减轻手术中的创伤,有利于术后的组织修复。

3. 外伤松动牙,固定后利于组织修复,一般固定 8 周后便可拆除。

二、非适应证

1. 松动牙能行使咀嚼功能且无不适。
2. 软组织炎症期。

【目的】

使用牙周夹板将松动牙与相邻的健康牙连接固定,以利于牙周组织恢复健康。

一、强力纤维强化树脂夹板固定术

【用物准备】

1. 药品用物　复方氯已定含漱液、抛光膏。
2. 常规物品　检查器械(口镜、镊子、探针)、帽子、口围、漱口杯、口罩、无菌手术手套、吸唾管、无菌棉卷、防护面罩。
3. 松牙固定物品　超声洁牙机、工作尖、低速手机、抛光杯、高速手机、金刚砂车针、强力纤维带、光敏固化灯、切割刀、粘接剂、专用刷、流动树脂、酸蚀剂、树脂。

【医护配合操作流程】

医护配合操作流程见表 6-3。

表 6-3　松动牙固定术医护配合操作流程

医生操作流程	护理配合流程
1. 诊疗前准备	
(1)阅读病历,了解患者病情	准备患者病历资料
(2)做牙周检查,设计治疗方案	递检查器械(口镜、探针、镊子),并详细记录检查结果;确定固定部位及牙齿颗数,准备用物
(3)向患者解释病情及治疗流程,告知相关费用	告知患者配合方法
(4)戴无菌手套、防护面罩	给予复方氯已定,嘱患者含漱 1 分钟;协助患者戴护目镜;调节椅位、灯光;根据治疗方案,连接超声手柄,选择合适的工作尖;戴无菌手套、防护面罩,连接吸唾管,套防护膜

（续表6-3）

医生操作流程	护理配合流程
2. 龈上洁治术 使用超声洁牙机去除龈上结石、菌斑及色素	协助吸唾，注意避免刺激患者的咽部； 协助牵拉患者口角，扩大治疗视野； 使用三用枪，冲洗治疗区域，吹净口镜的镜面，保证治疗区域视野清晰，便于医生操作
3. 抛光 低速手机抛光牙面	安装抛光杯，遵医嘱备粗/细抛光膏
4. 固定 （1）备强力纤维带：测量固定牙的长度，截取相应长度的纤维带	备强力纤维带，协助医生测量长度，给予切割刀，截取相应长度的纤维带
（2）酸蚀：酸蚀牙冠中1/3处60秒，冲洗、干燥、隔湿	递酸蚀剂，定时60秒； 协助医生使用三用枪冲洗，吹干牙面备棉卷，隔湿
（3）涂粘接剂，固化	递蘸有粘接剂的专用刷给医生，涂抹均匀后，递光敏固化灯
（4）流动树脂固定强力纤维带	递流动树脂，待涂抹均匀后，镊子截取纤维带，协助医生放置于相应的牙面上递光敏固化灯，依次照射牙面
（5）在强力纤维带表面再覆盖一层树脂，再次光照固化	再次给予流动树脂； 备光固化灯
（6）修整表面形态	遵医嘱备相应型号金刚砂车针，连接高速手机，及时吸净患者口中冷却水
（7）调𬌗	备咬合纸，选择适合金刚砂车针，连接高速手机递予医生，及时吸唾
5. 诊疗后处理 告知患者术后注意事项	椅位复位，协助患者除头帽、口围； 终末处理； 对患者进行口腔卫生宣教

【护理要点】

1. 诊疗前告知患者诊疗流程、配合方法，术中若有任何不适，请举手示意。避免头部晃动造成口内损伤。

2. 传递酸蚀剂时，旋紧针头，以防冲洗时压力过大致针头脱落造成误吞或飞溅造成黏膜损伤。

3. 固定时，联合使用吸唾管与三用枪以保持术区干燥。

4. 纤维带应用镊子夹取,避免用手直接接触造成污染。

【健康宣教】

1. 吸烟患者劝诫其戒烟。
2. 指导患者使用间隙刷,清洁固定牙的间隙。
3. 术后避免用患牙咬过硬的食物。
4. 嘱患者定期复查,3 个月一次。

二、树脂粘接固定术

【用物准备】

1. 药品用物　复方氯己定含漱液、抛光膏。
2. 常规物品　检查器械(口镜、镊子、探针)、帽子、口围、漱口杯、口罩、无菌手术手套、吸唾管、无菌棉卷、防护面罩。
3. 松牙固定物品　超声洁牙机、工作尖、低速手机、抛光杯、高速手机、金刚砂车针、单体液、催化剂、牙釉质酸蚀剂、聚合粉末(L 型透明色)、陶瓷调盘(可显示温度)、海绵球、标准量勺、操作柄、蓝色毛刷(混合用)、白色毛刷(堆积活性液用,大 / 小型号)。

【医护配合操作流程】

医护配合操作流程见表 6-4。

表 6-4　树脂粘接固定术医护配合操作流程

医生操作流程	护理配合流程
1. 诊疗前准备(同上)	同上
2. 固定	
(1)酸蚀:酸蚀牙冠中 1/3 及邻间隙处 30～60 秒,冲洗、干燥、隔湿	用专用毛刷蘸取牙釉质酸蚀剂,递予医生,酸蚀,定时 30～60 秒; 协助医生使用三用枪冲洗,吹干牙面备海绵球至牙间隙; 待医生干燥隔湿时,自冰箱内取出调和盘,根据固定松牙颗数,调配适量的活性液
(2)粘连松动牙:使用毛刷笔将相邻的牙齿粘连一起	用量勺取适量聚合粉末于调和盘中,按比例滴入单体液,混合,再滴入催化剂,调和成活性液; 用毛刷蘸取活性液递予医生

（续表6-4）

医生操作流程	护理配合流程
（3）自然固化修整表面形态并抛光	连接弯机抛光杯,备用
（4）修整表面形态	遵医嘱备相应型号金刚砂车针,连接高速手机,及时吸净患者口中冷却水
（5）调𬌗	备咬合纸,选择适合金刚砂车针,连接高速手机递予医生,及时吸唾
3. 诊疗后处理 告知患者术后注意事项	椅位复位,协助患者除头帽、口围; 终末处理; 对患者进行口腔卫生宣教

【护理要点】

1. 松牙固定材料常温保存,温度不超过 30℃。

2. 操作过程口内保持干燥。

3. 调和盘置于冰箱 0℃ 层保存,需调和时再取出,以确保调和时处于适宜低温状态,调盘适宜温度为 10～16℃,若调盘温度过低则会导致活性液固化过慢;若调盘温度过高,则会导致活性液固化过快。

4. 调和时严格按照比例调制。

调和比例见表 6-5。

表 6-5 调和比例

牙体	粉	单体	催化剂
3 颗单位	0.75 份	3 滴	0.75 滴
4 颗单位	1.0 份	4 滴	1 滴
6 颗单位	1.5 份	6 滴	1.5 滴

5. 待单体与聚合粉末混合均匀后,再滴入催化剂。

6. 滴入液体时,注意保持瓶体垂直,挤压瓶身。挤压催化剂时,保持催化剂针剂垂直,滴出适量液体。

7. 调制后需在 5 分钟内完成使用,以免影响粘接效果。

【健康宣教】

1. 指导患者使用间隙刷,清洁固定牙的间隙。
2. 术后避免用患牙咬过硬的食物。
3. 嘱患者定期复查,3个月一次。

第五节　激光牙周治疗的护理配合

激光(light amplification by stimulated emission of radiation, LASER):是一种特殊的电磁波,激光照射组织时,被组织吸收,吸收的激光能量对组织可产生光热效应、光化学效应及光生物刺激等效应。根据波长的不同,常用的激光有半导体激光(810 nm, 980 nm)、ND-YAG激光(1064 nm)、ND-YAP激光(1340 nm)、Er,Cr:YSGG激光(2780 nm)、Er:YAG激光(2940 nm)及CO_2激光(10600 nm)

【相关基础知识】

激光最初的中文名叫作"镭射""莱塞",是它的英文名称LASER的音译,意思是"通过受激辐射光扩大"。激光的原理1916年由爱因斯坦发现。1964年按照我国著名科学家钱学森建议,改称"激光"。

一、常用的医用激光器(图6-1)

1. 固体激光器　掺杂的离子型绝缘晶体和玻璃作为工作物质的激光器。特点是能量高、功率大。比如:掺钕钇铝石榴石Nd:YAG(输出波长1.06 μm)、掺铒钇铝石榴石Er:YAG(输出波长2.938 μm)、钬激光器CTH:YAG(输出波长2.1 μm)、铒铬:钇Er, Cr:YSGG激光器(输出波长2.78 μm)。

2. 半导体激光器　以GaAlAs、GaAs等为工作物质的激光器。输出波长为630 nm~8.5 μm。特点是效率高、体积小,便于直接调至输出功率,但发散角大、方向性较差。在口腔科使用的半导体激光器一般功率为2.0~10.0 W。有脉冲型和连续型两种。

3. 气体激光手术设备　以原子、分子或离子气体为工作物质的激光器。气体激光器结构简单、应用广、输出波长丰富并长时间稳定,输出功率从几毫瓦到数万毫瓦。常用的包括He-Ne激光器(输出波长为6.32~8 nm,输出功率几毫瓦到几十毫瓦）、CO_2（输出功率为 $10.6\ \mu m$，输出功率为 $10 \sim 100\ W$）。

4. 液体激光器 以染料（如罗丹明 6G）为工作物质的激光器，溶剂有乙醇、苯类、水等。输出波长在 $300 \sim 1200\ nm$，连续可调，输出功率一般在几百毫瓦到几十瓦。常用的包括 N_2、$Nd:YAG$、Ar^+、铜蒸汽、KTP 激光器等。

二、适应证

1. 手术切割、牙周袋及根管内消毒、脱敏治疗。
2. 口腔溃疡、疱疹等黏膜病治疗。
3. 低能量激光治疗促进愈合，减轻疼痛肿胀不适及理疗功能。
4. 硬组织激光可以窝洞制备、骨修整等。

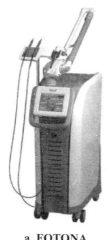
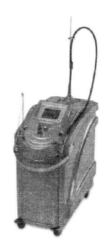

a FOTONA   b DOCTOR SMILE

图 6-1 激光治疗仪

【目的】

使用激光进行口腔疾病的治疗，以维持牙周健康。

【用物准备】

1. 药品用物 复方氯己定含漱液、3% 过氧化氢溶液、无菌生理盐水。
2. 常规物品 检查器械（口镜、镊子、探针）、牙周探针、帽子、口围、漱口杯、口罩、无菌手术手套、注射器、吸唾管、无菌纱布、防护面罩。
3. 激光治疗物品 激光治疗仪、激光手柄、激光头。光纤手柄的连接见图 6-2。

【医护配合操作流程】

医护配合操作流程见表 6-6。

表 6-6　激光牙周治疗医护配合操作流程

医生操作流程	护理配合流程
1. 诊疗前准备	
（1）阅读病历，了解患者全身健康状况及化验结果	准备患者病历资料，X 线片、化验结果报告单
（2）做全口牙周检查，设计治疗方案	递牙周探针，并详细记录检查结果
（3）向患者解释病情及治疗流程，交代相关费用，签署知情同意书	备知情同意书（见附件六） 告知患者术中配合要点
（4）戴无菌手套、防护面罩、防护镜	给予复方氯己定，嘱患者含漱 1 分钟； 协助患者戴护目镜； 调节椅位、灯光； 根据治疗方案，准备激光仪，选择合适的激光头，并将光纤调至适宜长度； 戴无菌手套、防护面罩、护目镜、连接吸唾管，套防护膜
2. 激光（软组织激光）袋内照射消毒以减少菌血症发生及有助于根面平整时牙石的去除	遵医嘱选择相应激光仪，并调至相应模式护理配合同龈下刮治治疗； 使用强吸吸除气雾； 使用蘸有无菌生理盐水的纱布及时清理光纤头
3. 超声及手工器械进行根面刮治，彻底清除根面牙石及菌斑，可辅助使用硬组织激光（Er, Cr: YSGG 激光、Er: YAG 激光）根面平整	遵医嘱及时更换激光治疗仪，调节模式； 及时吸唾同时去除气雾，并及时清理器械及光纤上的组织碎屑
4. 随后再以激光（半导体、ND-YAG 或 ER 激光）行袋内壁及牙龈外表面去上皮化以达到杀菌及促进新附着	遵医嘱更换治疗仪或者更换模式； 及时吸除气雾

（续表6-6）

医生操作流程	护理配合流程
5. 接着以激光行牙周袋内照射以凝血、封闭毛细血管及淋巴管。可阻止细菌通过管道侵入机体组织及减轻肿胀反应	调节相应模式； 维持光纤头的清洁
6. 最后用低能量激光（软组织激光）照射治疗区域，以促进愈合及减少不适反应	调节模式，及时吸除气雾
7. 诊疗后处理 告知患者术后注意事项	椅位复位，协助患者除头帽、口围； 终末处理； 对患者进行口腔卫生宣教

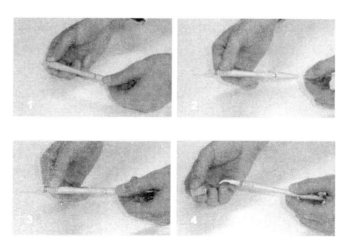

图6-2　光纤手柄的连接

【护理要点】

1. 遵守激光治疗室工作制度，专人负责，定期检测仪器，工作环境注意防尘，室温 25℃ 左右。

2. 安全警示标志需张贴在醒目位置。治疗室内需防止激光镜面反射，激光治疗室墙面需全部粗糙化。

3. 治疗室内工作人员及患者均需佩戴专用激光防护镜。不同厂家及不同波长的激光治疗仪防护镜不可混用。

4. 操作前需"三查七对"，根据不同的临床治疗检查核对激光类型、功率、发射方式。

5. 没有一种激光是完美的，没有一种激光可以适用于所有的口腔治疗。根据治疗计划，选择合适类型的激光（软组织激光、硬组织激光）及调节相应模式。

6. 激光操作面板需在操作人员视线范围内，可随时终止或更换操作。

7. 如不慎导致工作人员或患者眼睛或皮肤损伤，需立即转诊至眼科或皮肤科诊治。

8. 如使用 ND-YAP 激光行牙周袋杀菌消毒，建议在牙周袋内注入足量过氧化氢溶液后，以 ND-YAP 激光照射以激发双氧水分解活性氧达到更好的杀菌作用。

9. 防止组织热损伤　激光主要通过热效应作用于组织，操作时需避免长时间作用于同一点，用于手术切割时，当光纤头持续接触组织几秒后，会被"激活"，光纤尖端部位温度非常高，应避免接触到术区以外部位，同时术区应间隔使用水冷却以避免组织热损伤。

10. 正常激光照射光斑应为圆形，如光斑形态不规则或光纤头碳化（"发白"），应及时修整或切断光纤。激光在操作过程中，光纤尖由于组织附着，会降低能量输出，应及时清理。

11. 激光操作时会有焦糊味产生，应及时吸除气雾。

12. 术后终末处理，截除光纤工作前端，使用消毒纸巾擦拭仪器表面。

【健康宣教】

1. 吸烟患者劝诫其戒烟。

2. 术后会出现冷热敏感，属正常反应，数日即可恢复。

3. 术后因人而异会有少量出血，告知患者不必紧张，一般不会超过 2 天。

4. 告知患者控制菌斑的正确方法。对于激光脱敏治疗，建议患者治疗后第一天不刷牙，之后三天刷牙不用牙膏。这可以使唾液中的钙持续作用于受累区域。第四天后复诊对牙齿进行抛光，去除牙面上的粗糙，避免牙菌斑的继续粘附。

5. 嘱患者及时复诊，建议间隔时间为 10 天左右。

第七章

牙周手术护理配合

第一节　牙周手术病人的护理概述

　　一般来说,重度牙周炎在基础治疗上需要通过手术的方法对牙周软、硬组织进行处理,才能获得良好的疗效,从而保持牙周组织健康,促进全身健康。在整个手术治疗的周期过程中,护理对疾病的愈合起到重要的作用。牙周手术的护理应遵循一般外科手术的护理原则,根据牙周组织的特殊解剖位置,做好专科护理,同时整个护理过程仍必须依据护理程序,对患者进行护理评估,做出正确的护理诊断,采用科学的护理措施,从而获得更为理想的手术效果。

【相关基础知识】

一、牙周外科的手术目的

　　1. 清除牙周袋壁的病变组织,暴露病变根面和牙槽骨,便于在直视下彻底地清除根面的菌斑、牙石和病变组织。

　　2. 使牙周袋变浅或恢复正常,使患者和医师易于保持牙面清洁,减少炎症的复发。

　　3. 矫正因牙周病变所造成的软、硬组织缺陷和不良外形,建立生理性的牙龈外形,便于患者自身控制菌斑,维护口腔卫生。

　　4. 促使牙周组织修复和再生,建立新的牙周附着关系。

　　5. 恢复美观和功能需要以及利于牙齿或牙列的修复,如覆盖裸露的根面,增宽附着龈、改变系带附着的位置、延长临床牙冠、种植体植入等。

二、牙周外科手术适应证

经基础治疗后口腔卫生良好,但仍具有下列情况者,应考虑手术治疗。

1. 经龈下刮治及根面平整后牙周袋仍≥5 mm,探诊后有出血或溢脓。

2. 基础治疗不能彻底清除根面刺激物者,常见于磨牙根分叉区和前磨牙区。

3. 牙槽骨外形不规则,有深的凹坑状吸收、骨下袋等,须手术修整骨外形,或进行植骨术,或进行引导性组织再生术。

4. 后牙的根分叉病变达Ⅱ度或Ⅲ度者,手术有利于彻底刮净牙石、菌斑,暴露根分叉,或通过引导性组织再生术等方法使病损修复,或需要进行截根、分根、半牙切除等。

5. 最后一个磨牙的远中骨下袋,需手术治疗。

6. 存在附着龈过窄、个别牙牙龈退缩等问题,需采用膜龈手术治疗者。

7. 龋坏或牙折断达龈下而影响牙体、牙冠的修复,或修复体破坏了生物学宽度,或前牙临床牙冠短,笑时露龈过多,需手术延长临床牙冠,以利治疗、修复或改善美观者。

三、牙周外科手术禁忌证

1. 局部炎症和病因未消除。

2. 患者不能配合　如果患者不能充分掌握和实施菌斑控制,则不应进行手术治疗。

3. 患有全身系统性疾病未能控制(如糖尿病、高血压等),或因全身病情不能接受外科手术者,如血液病、半年内曾发生心血管意外等。此外,吸烟量多者术后愈合及疗效均差。

【护理评估】

1. 健康史　了解患者身体状况,有无慢性疾病、正在服用的药物等,有无用口呼吸的习惯。

2. 口腔情况　牙龈肿胀出血情况、有无牙周袋形成、牙周脓肿及牙齿松动情况等。

3. 心理-社会支持状况　评估患者及家属对疾病的反应,对疾病的重视程度,心理承受能力及对疾病治疗和愈后的了解程度。评估患者的治疗依从性。

【常见护理诊断／问题】

1. 恐惧焦虑　与疾病性质、就诊环境改变、害怕牙科治疗及担心手术的效果有关。

2. 口腔黏膜的改变　与牙龈肥厚或萎缩及色泽改变等有关。

3. 知识缺乏　缺乏口腔卫生知识和疾病相关知识,对疾病早期治疗的重要性认识不足。

4. 疼痛　与手术有关。

5. 有恶心的可能　与使用局部麻醉药有关。

6. 有感染的危险　口腔手术后个体处于受病原体侵犯的危险性增加。

7. 有术后出血的可能　与疾病、手术或术后护理不当有关。

8. 依从性下降　与疾病需要多次来院复诊有关。

【护理目的】

对牙周手术病人的护理目标是使病人能够:① 了解疾病相关知识,治疗的依从性较好,能够积极配合医生进行治疗。② 能够耐受手术,尽量减轻痛苦或无痛苦。③ 能够保持良好的口腔卫生,掌握正确的口腔清洁方法,预防并发症。

【术前准备】

1. 患者准备

(1) 病历:了解患者的既往史、现病史、家族史、过敏史、全身情况及口内情况等。

(2) 实验室检查:血常规、出凝血时间、传染病等。

(3) 手术知情同意书(见附录7)。

2. 用物准备(详见各类牙周手术护理)

3. 环境准备　牙周手术应在门诊手术室内进行,要有层流或其他净化空气的装置,室内环境应舒适、安静、整洁,光线充足,室温保持在 20～24℃,室内相对湿度在 55%～60%,使患者身心放松,配合手术治疗。

4. 护理人力资源管理　牙周手术一律按"四手操作"配备护士,同时牙周手术室还应有专门护士进行日常管理。

【医护配合操作流程】

(详见各类牙周手术护理)

【护理措施】

1. 了解手术方案,按照治疗的需要准备用物、材料,根据手术者的计划,决定是否需要准备砂石磨头等特殊器具,查看手术包的有效期、完整性、消毒指示胶带有无变色。

2. 引导患者上牙椅,调整椅位,围好口围、戴好头帽,让患者处于舒适的体位。

3. 了解患者身体状况,有无慢性疾病、药物过敏史、正在服用的药物,特别是是否服用阿司匹林等抗凝血药物。

4. 向患者解释操作目的,告知手术流程,指导配合方法,特别提醒术中若有任何不适,请举左手示意,避免头部或身体晃动造成口内损伤。

5. 配备麻药时,严格执行"三查七对"原则。消毒卡局芯式麻醉剂两端备用。如使用卡局式注射器时,检查注射器各关节是否连接紧密,将麻醉剂装入注射器内(麻醉剂名称置于窗口处)并加压,卡局芯式麻醉剂插入活塞,安装一次性专用注射针头后递予医生,传递时窗口朝向医生。

6. 局部麻醉时注意观察患者用药后不良反应,手术过程中密切观察患者反应,如疼痛、焦躁等,及时安抚,出现意外情况及时配合医生处理。

7. 调节合适的灯光至手术区域并在手术过程中随时调节。

8. 吸引器及时吸净术区渗血,保持术野清晰,注意不要阻挡医生视野。

9. 术中及时用无菌生理盐水冲洗吸引器管道,避免管道堵塞。

10. 手术过程中医护双方进行"四手操作"要配合默契,护士应熟悉手术步骤,准确无误地传递器械,操作中要遵循无菌原则。

11. 术后详细交代注意事项,预约复诊时间。

12. 按消毒隔离原则处理使用过的器械物品,将器械上的血液擦净,进行保湿处理。有刃的器械清洗时注意不碰及刃口,更不能用金属硬物碰及刃口以免损伤器械。及时检查有刃器械,必要时磨利。

13. 按消毒隔离原则进行牙椅管道及物表消毒,牙椅管道用 500 mg/L 的含氯消毒剂冲洗,治疗台面及牙椅各部位用消毒湿巾进行擦拭消毒。

【健康宣教】

1. 为减轻术后组织水肿,可使用冰袋冷敷。自制冰袋(直径为 6 cm 的球形)外面加无纺布包裹,教会患者冰袋使用方法:将冰袋放置于面部术区相应部位,冷敷数分钟后停 2～3 分钟后再敷,防止冻伤组织。

2. 24 小时内术区不刷牙,防止伤口出血。术后常规嘱患者使用抗菌漱口液含漱一周,如复方氯己定漱口液等,每天 2 次,每次 1 分钟,以保持口腔清洁。

3. 术后 2 小时可进食半流质或软食,用非手术侧咀嚼,避免过热过硬的食物,术后一周不要用术区咀嚼食物,避免牙龈组织机械性损伤。

4. 嘱患者不要吮吸伤口,术后 24 小时口水中带血丝是正常现象,若口水中有鲜红血液,提示伤口有活动出血应立即到医院就诊。

5. 遵医嘱合理使用抗生素和止痛药。

6. 术后一周复诊,除去牙周塞治剂并拆线。若创面较大,尚未愈合,必要时可再敷牙周塞治剂 1 周。

7. 对患者进行控制菌斑的指导,保持口腔清洁,以减少菌斑形成。应向患者说明术后的第一个月内保持口腔及牙面清洁的重要性,菌斑堆积会导致创口发炎、延缓愈合,甚至手术失败。

【护理评价】

术后及时随访(见附录 3),评价患者通过序列治疗和护理措施的实施,是否达到:① 了解疾病相关知识,治疗的依从性较好,能够积极配合医生进行治疗。② 能够耐受手术,术中痛苦减轻或无痛苦。③ 能够保持良好的口腔卫生,掌握正确的口腔清洁方法,无并发症发生。

第二节　牙龈切除术的护理配合

牙龈切除术是用手术方法切除增生肥大的牙龈组织或后牙某些部位的中等深度牙周袋,重建牙龈的生理外形及正常的龈沟。牙龈切除术常与牙龈成形术合并进行,后者更注重于修正牙龈形态,重建牙龈正常的生理外形。

【相关基础知识】

一、适应证

1. 经基础治疗后牙龈仍肥大增生,形态不佳或形成假性牙周袋,如牙龈纤维性增生、药物性牙龈增生、妨碍进食的妊娠瘤等,全身健康无手术禁忌证者。

2. 后牙区浅或中等深度的骨上袋,袋底不超过膜龈联合,附着龈宽度足够者。

3. 龈片覆盖冠周但位置基本正常的阻生牙,可切除冠周的牙龈以利萌出。

4. 骨上袋的慢性牙周脓肿。

二、非适应证

1. 未进行牙周基础治疗,局部炎症未消除者。

2. 深牙周袋,袋底超过膜龈联合的。

3. 需作牙槽骨手术者。

4. 前牙的牙周袋,术后牙根暴露影响美观的。

三、牙龈切除术基本方法（图7-1）

1. 使用带刻度的牙周探针探查每个袋的最深点,用探针在相对应的牙龈表面刺入形成出血点作为标记。

2. 所形成的一系列出血点可作为切口的指示点。

3. 切口与牙根长轴呈45°角,从标记点的根方切入。

4. 连续切口,清除病变牙龈、肉芽组织、牙石和残余组织碎片。

5. 修整牙龈形态,使切口边缘平滑美观。

6. 用牙周塞治剂压迫创面。

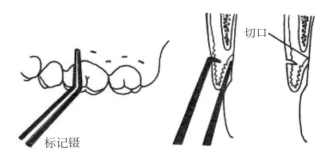

图7-1　牙龈切除术基本方法

【目的】

用手术的方法重建牙龈的生理外形及正常的龈沟。

【用物准备】

1. 药品用物　局部麻醉药、碘伏棉球、复方氯己定含漱液、无菌生理盐水、牙周塞治剂/牙周敷料。

2. 手术用物

（1）常规物品：检查器械（口镜、镊子、探针）、牙周探针、帽子、口围、漱口杯、口罩、无菌手术手套、无菌纱布、孔巾、注射器、超声洁牙机（包括手柄和工作尖）、11#/15# 手术刀片、硅胶开口器。

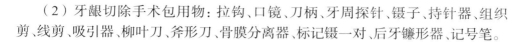

（2）牙龈切除手术包用物：拉钩、口镜、刀柄、牙周探针、镊子、持针器、组织剪、线剪、吸引器、柳叶刀、斧形刀、骨膜分离器、标记镊一对、后牙镰形器、记号笔。

【医护配合操作流程】

医护配合操作流程见表7-1。

表7-1　牙龈切除术医护配合操作流程

医生操作流程	护理配合流程
1. 术前准备	
（1）阅读病历，了解患者全身健康状况及化验结果，向患者交代手术的目的及术中相关费用	准备患者病历资料及化验结果报告单
（2）告知手术中可能出现的问题，患者签署手术知情同意书	备好手术知情同意书及相关资料，向患者交代手术的目的及术中相关费用
2. 手术流程	
（1）麻醉：局部浸润麻醉或传导阻滞麻醉	递碘伏棉球给医生消毒麻醉部位； 遵医嘱备麻醉剂及合适针头，"三查七对"核查无误后递给医生
（2）消毒：复方氯己定消毒口内，用碘伏棉球消毒患者口外	给予复方氯己定漱口液，嘱患者含漱1分钟，用无菌持物钳夹取碘伏棉球消毒患者口周，擦拭消毒两遍
（3）铺巾：戴无菌手套，将孔巾铺于患者的头部，暴露手术部位	开无菌包，戴无菌手套，传递孔巾； 协助医生上硅胶开口器； 连接超声手柄，吸引器管； 递牙周探针给医生探查袋底深度
（4）标定手术切口的位置	递标记镊定点，并给予记号笔连点成线
（5）切口	用持针器安装合适手术刀片、柳叶刀或斧形刀，递给医生，及时吸净切口渗血，保持术野清晰
（6）刮除切下的边缘组织、牙面残留结石、病理肉芽组织及病变的牙骨组织	递龈上洁治器（镰形器）给医生，用纱布协助止血，及时吸净伤口渗血
（7）修整牙龈，形成正常生理外形	传递组织剪及斧形刀，及时吸净伤口渗血，保持术野清晰
（8）生理盐水冲洗，压迫止血	用无菌生理盐水冲洗术区，将刮下的组织碎屑、牙石等清除干净，并传递纱布

（续表 7-1）

医生操作流程	护理配合流程
（9）放置牙周塞治剂	由巡回护士根据牙齿数目调拌塞治剂,将调好的成品塑型成条形装,在盐水中浸润后递给医生,同时递无菌棉签
3. 术后处理 告知患者术后注意事项	椅位复位,协助患者除头帽、口围; 终末处理,手术器械初步清理,装盒消毒

【护理要点】

1. 术中及时清理器械上的组织碎屑,始终维持器械的清洁。

2. 术中密切观察术区出血状况,及时吸净渗血确保术野清晰。

3. 术后终末处理时,使用酒精纱布擦拭器械刃口,清除血迹后再装盒。清洁时避免器械碰撞,损伤刃口。

4. 及时检查有刃器械,必要时磨利或更换。

5. 术后随访,密切观察术区渗血情况。

【健康宣教】

1. 24 小时内术区不刷牙,可进食软食。

2. 术后常规嘱患者一周内使用抗菌漱口液漱口,如复方氯己定含漱液,每天 2 次,每次 1 分钟。一般不用内服抗菌药。

3. 术后一周复诊,除去牙周塞治剂。若一周内牙周塞治剂掉落,应及时到医院就诊。若创面较大,尚未愈合,必要时可再敷牙周塞治剂 1 周。

第三节 牙冠延长术的护理配合

当牙冠折断或龋坏达到龈下影响修复体的制备时,临床上会通过手术方法延长牙冠,降低龈缘的位置,暴露健康的牙齿结构,使临床牙冠延长从而有利于牙齿的修复或解决美观问题。

【相关基础知识】

一、牙冠延长方法涉及美学与功能两方面

通常将龈沟底与牙槽嵴顶之间的恒定距离称为生物学宽度,包括结合上皮和牙槽嵴顶上方的结缔组织,约 2 mm。牙冠延长术就是在符合牙周生物学宽度的原则下,通过手术的方法,去除一定的牙龈和牙槽骨,暴露更多的健康牙体组织,以进行下一步的修复或改善牙龈形态的美观。

二、适应证

1. 牙折裂达龈下,影响牙体预备、取印模及修复。
2. 龋坏达龈下,根管侧穿或牙根外吸收在牙颈 1/3 处,但尚有保留价值。
3. 破坏了生物学宽度的修复体,需重建生物学宽度的。
4. 临床冠过短,修复体难以固位,或无法粘贴正畸装置者。
5. 临床冠过短或露龈笑,需改善美观者。

三、非适应证

1. 牙根过短,冠根比例失调者。
2. 牙齿折断达龈下过多,若手术后,剩余牙槽嵴高度不足以支持牙齿正常行使功能者。
3. 需切除牙槽骨过度,导致与邻牙不协调或伤及邻牙者。
4. 全身情况不宜手术者。

四、冠延长术基本方法（图 7-2）

1. 设计切口,根据手术需要确定术后龈缘的位置。包括因前牙美容需要所做牙冠延长术,要根据美容需要确定牙龈的外形。
2. 内斜切口切开牙龈。
3. 翻瓣,去除被切除的牙龈,暴露根面和骨面。
4. 切除部分牙槽骨,使修整后的牙槽嵴顶到术后龈缘位置至少 3 mm。
5. 清除根面,去除残留组织碎片。
6. 修整龈瓣,缝合切口。

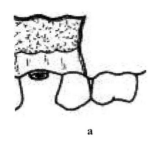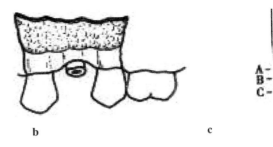

a   b   c

图 7-2　冠延长术基本方法

【目的】

通过手术的方法,降低龈缘位置,暴露健康的牙齿结构,使临床牙冠加长,从而利于牙齿的修复或解决美观问题。

【用物准备】

1. 药品用物　局部麻醉药、碘伏棉球、复方氯己定含漱液、无菌生理盐水、牙周塞治剂/牙周辅料。

2. 手术用物

（1）常规物品：检查器械（口镜、镊子、探针）、牙周探针、帽子、口围、漱口杯、口罩、无菌手术手套、无菌纱布、孔巾、注射器、硅胶开口器。

（2）牙冠延长手术包用物：拉钩、口镜、刀柄、牙周探针、口腔放大镜、显微手术镊、显微持针器、组织剪、线剪、骨膜剥离器、骨刀、龈缘定位尺（图 7-3）、牙槽嵴深度测量尺（图 7-4）、刮治器、吸引器、高速涡轮机/低速弯机、牙冠延长专用车针、超声洁牙机（包括超声手柄和工作尖）。

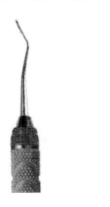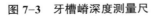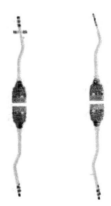

图 7-3　牙槽嵴深度测量尺   图 7-4　龈缘定位尺

【医护配合操作流程】

牙冠延长术一般操作流程见表 7-2。

表 7-2　牙冠延长术医护配合操作流程

医生操作流程	护士配合流程
1. 术前准备	
（1）阅读病历，了解患者全身健康状况及化验结果，向患者交代手术的目的及术中相关费用	准备患者资料病历，化验结果报告单，X 线片
（2）告知手术中可能出现的问题，患者签署手术知情同意书	备好手术知情同意书及相关资料
（3）术前检查 手术部位龈缘位置、附着宽度	备牙周探针，详细记录医生检查数据
2. 手术流程	
（1）麻醉：局部浸润麻醉或传导阻滞麻醉	递碘伏棉球予医生消毒麻醉部位； 遵医嘱备麻醉剂及合适针头，"三查七对"核查无误后递予医生。
（2）消毒：氯己定消毒口内，用碘伏棉球消毒患者口外	给予氯己定漱口液，嘱患者含漱 1 分钟，用无菌持物钳夹取碘伏棉球消毒患者口周，擦拭消毒两遍
（3）铺巾：戴无菌手套，将孔巾铺于患者的头部，暴露手术部位	开无菌包、戴无菌手套，传递孔巾； 协助医生上硅胶开口器； 连接超声手柄，吸引器管
（4）设计切口：探明牙断端位置及范围，估计术后龈缘应在的位置	递牙周探针、龈缘定位尺
（5）切口：内斜切口，选择性做垂直切口	用持针器安装手术刀片，递给医生，及时吸净切口渗血，保持术野清晰
（6）翻瓣：暴露根面或牙根断面	递骨膜分离器，用纱布协助止血，及时吸净伤口渗血及去除被切除的牙龈
（7）骨修整	备牙槽嵴深度测量尺； 递骨凿或高速涡轮机圆钻给医生； 及时吸净伤口渗血及口腔内冲洗液，保持术野清晰

（续表 7-2）

医生操作流程	护士配合流程
（8）根面平整,刮除炎性肉芽组织	递刮治器,吸除多余组织,保持术野清晰
（9）冲洗、压迫、止血	用无菌生理盐水冲洗术区,将刮下的组织碎屑、牙石等清除干净; 备无菌纱布,压迫止血
（10）瓣复位缝合	递缝针缝线,协助剪线
（11）放置牙周塞治剂	由巡回护士根据牙齿数目调拌塞治剂,将调好的成品塑型成条形装,在盐水中浸润后递给医生,同时递无菌棉签
3. 术后处理 告知患者术后注意事项	椅位复位,协助患者除头帽、口围; 终末处理

【护理要点】

1. 术前告知患者手术流程,配合方法,术中若有任何不适,请举手示意。避免头部晃动造成口内损伤。

2. 术前评估患者心理状态,建立正确的期望值。

3. 涉及前牙美容性修复者,术前拍摄口内照,包括:自然状态颜面观、微笑状态颜面观、口内正面观。

4. 术中及时清理器械上的组织碎屑,始终维持器械的清洁。

5. 术中及时用无菌生理盐水冲洗吸引器管道,避免管道堵塞。

6. 骨修整时备牙冠延长术专用车针。如使用低速弯机圆钻进行骨去除,应配合以无菌生理盐水滴注,冷却软硬组织,并冲洗术区,去除多余组织。

【健康宣教】

1. 指导患者适合的控制菌斑的方法。

2. 患者一般 7 天复诊拆线,如有不适可随时就诊。

3. 术后 1~2 周时先戴临时冠,永久修复体最好在术后 6 周再开始。

第四节　翻瓣刮治术的护理配合

翻瓣刮治术是用手术的方法切除部分牙周袋和袋内壁组织,并翻起牙龈的黏膜骨膜瓣,在直视野下刮净龈下牙石和肉芽组织、修整牙槽骨形态,达到消除牙周袋或使牙周袋变浅,促进骨修复的治疗方法。翻瓣刮治术就是将牙龈和黏膜从深层组织分离翻开,在直视野下做清创处理的手术方法。它是目前应用最广泛的牙周外科技术,也是其他牙周手术如骨外科手术、诱导组织再生术的基本途径。

【相关基础知识】

一、适应证

1. 经过基础治疗后仍然超过 5 mm 以上的深牙周袋或复杂性牙周袋和复合性牙周袋。

2. 牙周袋袋底超过膜龈交界的患牙。

3. 需要做骨外科手术。

4. 根分叉病变的手术治疗。

二、非适应证

1. 牙周炎症未控制,局部牙龈出血、溢脓者。

2. 浅牙周袋或无保留价值的患牙。

3. 附着龈过窄,则不适合做内斜切口,只能做常规的沟内切口。

三、翻瓣刮治术的基本方法(图 7-5)

1. 沿龈缘附近做近远中方向的水平切口,切至牙槽嵴顶。

2. 在水平切口的近中或近远中两端做垂直松弛切口至骨面。

3. 一般从骨面连同骨膜和牙龈翻起,暴露病变区。

4. 用刮匙去除病变部位肉芽组织。

5. 平整根面,刮除根面的牙石、菌斑和表层牙骨质。

6. 修整牙槽骨。

7. 龈瓣复位,缝合。

8. 牙周塞治。

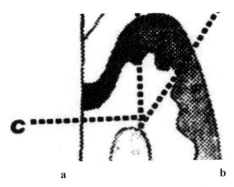

图 7-5　翻瓣刮治术的基本方法

【目的】

通过牙周手术治疗消除牙周袋的病理学改变,创造一个稳定的易于维护的状态并促进牙周组织再生。

【用物准备】

1. 药品用物　局部麻醉药、碘伏棉球、复方氯己定含漱液、无菌生理盐水、牙周塞治剂/牙周敷料。

2. 手术用物

（1）常规物品：检查器械（口镜、镊子、探针）、牙周探针、帽子、口围、漱口杯、口罩、无菌手术手套、无菌纱布、孔巾、注射器、超声洁牙机（包括手柄和工作尖）、11#/12#/15# 手术刀、硅胶开口器。

（2）翻瓣手术包用物：拉钩、口镜、刀柄、探针、镊子、持针器、显微剪、线剪、吸引器、柳叶刀、骨膜分离器、挖匙（0615、0715）、刮治器、骨锉、小药杯。

【医护配合操作流程】

翻瓣刮治术操作流程见表 7-3。

表 7-3　翻瓣刮治术操作流程

医生操作流程	护理配合流程
1. 术前准备	
（1）阅读病历,了解患者全身健康状况及化验结果,向患者交代手术的目的及术中相关费用	准备患者病历资料、化验结果报告单、X线片

（续表7-3）

医生操作流程	护理配合流程
（2）告知手术中可能出现的问题,患者签署手术知情同意书	备好手术知情同意书及相关资料
（3）术前检查:手术部位的牙周袋深度、附着水平、龈缘位置、附着宽度、根分叉病变、牙齿松动度	备牙周探针,详细记录医生检查数据
2. 手术流程	
（1）麻醉:局部浸润麻醉或传导阻滞麻醉	递碘伏棉球给医生消毒麻醉部位; 遵医嘱备麻醉剂及合适针头,"三查七对"核查无误后递予医生
（2）消毒:复方氯己定消毒口内,用碘伏棉球消毒患者口外	给予复方氯己定漱口液,嘱患者含漱一分钟,用无菌持物钳夹取碘伏棉球消毒患者口周,擦拭消毒两遍
（3）铺巾:戴无菌手套,将孔巾铺于患者的头部,暴露手术部位	开无菌包,戴无菌手套,传递孔巾; 协助医生上硅胶开口器; 连接超声手柄,吸引器管
（4）切口:内斜切口,选择性做垂直切口	用持针器安装手术刀片,递给医生,及时吸净切口渗血,保持术野清晰
（5）翻瓣:从骨膜下做钝性分离,翻开黏骨膜瓣,暴露牙槽骨的骨面	递骨膜分离器给医生,用纱布协助止血,及时吸净伤口渗血
（6）第二切口,在牙龈沟内做沟内切口,从沟底至牙槽嵴顶。牵开颊侧瓣或舌侧瓣平牙槽嵴顶做牙间切口切除牙龈袖口组织	递予手术刀及柳叶刀,及时吸净伤口渗血,保持术野清晰
（7）刮除袖口组织	递镰形器或匙形器给医生,吸除多余组织,保持术野清晰
（8）刮除肉芽组织,并清理根面残留牙石和病变骨组织	递刮匙、匙形器刮除肉芽组织; 备装有无菌溶液的超声洁牙机,并递匙形器清除根面残留牙石和病变牙骨质
（9）选择性修整牙槽骨	递骨锉给医生修整牙槽骨
（10）清创:冲洗、止血	用无菌生理盐水冲洗术区,将刮下的组织碎屑、牙石等清除干净

（续表7-3）

医生操作流程	护理配合流程
（11）瓣复位缝合：间断缝合或悬吊缝合	递缝针缝线给医生，协助医生剪线
（12）放置牙周塞治剂	由巡回护士根据牙齿数目调拌塞治剂，将调好的成品塑型成条形装，在盐水中浸润后递给医生，同时递无菌棉签
3. 术后处理 告知患者术后注意事项	椅位复位，协助患者除头帽、口围； 终末处理

【护理要点】

1. 翻瓣刮治手术切口的设计要根据术者的计划进行，各术者也有不同的手术习惯。一般来说，第一切口和第二切口用11#手术刀，后牙区用12#手术刀，垂直切口用15#手术刀，第三切口用柳叶刀。而前牙区备12 cm手术刀柄，后牙区手术需备18 cm刀柄。

2. 根据病变状况，术者会选择颊舌（腭）侧依次切开清创，一般舌腭侧只做水平切口不做垂直切口。要注意根据术者手术习惯选择手术顺序。

3. 水平切口缝合一般采用1#丝线3/4三角针，或采用4-0带线缝针，垂直切口用1/2小圆针。要根据切口缝合传递相应的缝针缝线。

4. 术中协助医生牵拉组织瓣，必要时给予缝针，缝线牵拉。

5. 术中强吸、弱吸联合使用，弱吸吸引术区狭窄部位，以保证术野清晰。

6. 剪线时适当留长线结，口内一般线结留线长度3~8 mm。

7. 手术结束后骨锉、洁治器、刮治器等器械要先擦净再进行清洗消毒，以保证不残留血迹。

8. 锋利器械定期检查（挖匙），磨利或更换。

9. 术后随访，详细了解出血及疼痛情况。

【健康宣教】

1. 按医嘱服药（正确使用抗生素、镇痛药）。

2. 术后24小时内术区相应面部间断放置冰袋，以减轻组织水肿，无痛性肿胀术后4天可消失。

3. 术后不要反复吸吮伤口或吐唾液，以免增加口内负压，引起出血。

4. 术后术区牙齿咬合痛，有可能塞治剂过多干扰了咬合，引起疼痛，嘱患者及时就医去除塞治剂。如疼痛加重，及时就医，排除感染及残留牙石刺激等因素。

5. 偶有 24 小时内感觉虚弱或低热,可口服抗生素。

6. 若术后塞治剂脱落,创面不出血则无须顾虑;若创面有活动性出血,则随时就诊。

7. 患者一般 7 天复诊拆线,如有不适可随时就诊。

第五节　根尖切除术的护理配合

根尖切除术是切除牙齿的根尖,并刮除根尖周病变组织的手术。根尖切除从字面上讲不包括根尖的封闭等处理。但根尖切除是根管治疗的一种补充技术。应用根尖切除可以将内科治疗无法处理的部分做进一步处理。所以,根尖切除是根管治疗术的一部分,也就是说,要包括倒充填封闭根尖的手术。

【相关基础知识】

一、适应证

1. 根管解剖异常　有些牙齿形成第二根管,但多数会形成钙化封闭。如果不形成钙化封闭,常成为根管治疗失败的原因。

2. 常规根尖闭塞　已作桩核或根管桩的牙齿出现根尖病变,如果拆除桩或桩核,很可能基牙就可能折裂。这种情况下做根尖切除和倒充填。

3. 医源性损害　超出根尖孔外根管器械折断必须手术去除。

4. 根管治疗后未消失的根尖周囊肿。

5. 根裂　单根牙根尖区根裂可做根尖切除和倒充填术,多根牙一根的根裂可做截根术。

6. 根尖部根管侧穿。

二、根尖切除术的基本步骤（图 7-6 ）

1. 沿龈沟切开牙龈,并在邻牙切开做垂直切口,形成矩形瓣或角形瓣。

2. 用骨膜分离器从骨面分离,翻开黏膜骨膜瓣。

3. 用刮匙去除病变骨组织和肉芽组织,暴露根尖。

4. 用涡轮牙钻切除根尖牙体组织。

5. 根尖倒预备。

6. 填塞骨腔,干燥根尖断面。

7. 放入倒充填材料,压紧,修整,去除多余材料。

8. 瓣复位,间断缝合。

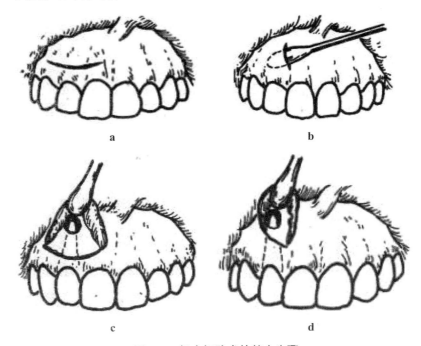

图 7-6　根尖切除术的基本步骤

【目的】

通过手术的方法切除牙齿的根尖,刮除根尖周病变组织,消除炎症。

【用物准备】

1. 药品用物　局部麻醉药、碘伏棉球、复方氯已定含漱液、无菌生理盐水、牙周塞治剂 / 牙周辅料、倒充填材料(MTA)。

2. 手术用物

(1)常规物品:检查器械(口镜、镊子、探针)、牙周探针、帽子、口围、漱口杯、口罩、无菌手术手套、无菌纱布、孔巾、注射器、硅胶开口器。

(2)根尖切除术手术包用物:拉钩、口镜、刀柄、牙周探针、镊子、持针器、组织剪、线剪、吸引器、剥离器、刮匙(0615、0715)、刮治器(11/12)、倒充填(0511(1/2)、0615、0513)、骨刨、小药杯、显微口镜(备用)、高速涡轮机金刚砂车针、调拌板、调拌刀、MTA 收纳器。

（3）超声设备：超声洁牙机、超声倒预备工作尖、超声手柄。

【医护配合操作流程】

根光切除术操作流程见表 7-4。

表 7-4 根光切除术医护配合操作流程

医生操作流程	护士配合流程
1. 术前准备	
（1）阅读病历，了解患者全身健康状况及化验结果，向患者交代手术的目的及术中相关费用	准备患者病历资料、化验结果报告单、X 线片
（2）告知手术中可能出现的问题，患者签署手术知情同意书	备好手术知情同意书及相关资料
2. 手术流程	
（1）麻醉：局部浸润麻醉或传导阻滞麻醉	递碘伏棉球、消毒麻醉部位； 遵医嘱备麻醉剂及合适针头，"三查七对"核查无误后递给医生
（2）消毒：氯己定消毒口内，用碘伏棉球消毒患者口外	给予氯己定漱口液，嘱患者含漱一分钟，用无菌持物钳夹取碘伏棉球消毒患者口周，擦拭消毒两遍
（3）铺巾：戴无菌手套，将孔巾铺于患者的头部，暴露手术部位	打开无菌包，戴无菌手套，传递孔巾； 协助上硅胶开口器； 连接超声手柄，吸引器管
（4）切口	用持针器安装手术刀片，递给医生，及时吸净切口渗血，保持术野清晰
（5）翻瓣：用骨膜分离器剥离黏骨膜瓣，暴露出根尖病损的骨板	递骨膜分离器，用纱布协助止血，及时吸净伤口渗血
（6）硬组织的处理：用骨凿或挖匙去除根尖已破坏的骨板，如果骨板完整，用球钻去除部分骨块（去骨开窗），暴露根尖病灶	递骨凿或挖匙； 将球钻安装于高速手机后递给医生，及时用吸引器管吸净口内的水和血液
（7）刮出病变组织：用挖匙彻底刮除根尖病变的肉芽组织、囊肿等	递挖匙，及时清理器械上的血迹及炎性物质

（续表 7-4）

医生操作流程	护士配合流程
（8）根尖切除：用裂钻将根尖切除 2～3 mm	更换裂钻安装于高速手机后递给医生，及时吸净口内的血及唾液，保持术野清晰
（9）根尖倒预备：将超声倒预备头深入压根截断面并预备出单面洞，距根尖约 3 mm，无菌生理盐水冲洗	遵医嘱选择合适的超声倒预备头，安装超声手柄递给医生，及时吸净口内血及唾液
（10）根尖倒充	
① 无菌纱布填塞骨腔止血	传递无菌纱布
② 无菌吸潮纸尖干燥倒预备洞形	递无菌吸潮纸尖
③ 用倒充填器械取适量 MTA 送入倒预备的单面洞中	取适量 MTA 粉加无菌蒸馏水，放于调拌板上调拌至糊状，放入 MTA 收纳器中，传递 MTA 及倒充填器械
④ 将 MTA 糊剂逐层送入，用不同型号的倒充填器械将 MTA 压实，逐层放入，逐层加压，直至填满	遵医嘱反复传递 MTA 材料，倒充填器械
⑤ 将填塞止血的纱布取出	递镊子，协助清点纱布
（11）冲洗术区：充分冲洗术区，去除残余的肉芽组织和填充材料	递无菌生理盐水，及时吸唾
（12）骨腔填塞：如果根尖周组织破坏大，可植入人工骨粉或覆盖胶原膜以利于骨组织的修复。用镊子直接将骨粉夹入骨腔内，使骨腔中的血液完全浸没骨粉，进行骨腔填塞	遵医嘱备人工骨粉至于小药杯中
（13）瓣复位缝合	传递缝针缝线，协助剪线
3. 术后处理 术区轻加压止血，告知患者术后注意事项	递无菌纱布； 椅位复位，协助患者除头帽、口围； 终末处理

【护理要点】

1. 术中及时清理器械上的组织碎屑，始终维持器械的清洁。

2. 翻瓣后显露病变区，有时骨面完整，需确定根尖部位，然后用骨钻或骨凿去骨,要根据术中病情递送去骨器械。

3. 倒充填材料包括银汞合金、玻璃离子、复合树脂和 MTA 等。调制和输送器械要术前消毒。

4. MTA 调和后易干、易散、不易放入,使用时应现用现调,将调好的 MTA 堆成细长条以方便医生取用。

5. 骨粉现用现拆,一旦取出严禁放回再次使用。

6. 如使用超声器械,要装无菌生理盐水。

7. 术后随访,详细了解出血及疼痛情况。

【健康宣教】

1. 按医嘱服药(正确使用抗生素、镇痛药)。

2. 若术后塞治剂脱落,创面不出血则无须顾虑;若创面有活动性出血,则随时就诊。

3. 定期复查,复查拍摄 X 线片,以便追踪观察根尖周组织的愈合情况。

第六节　牙根截除术的护理配合

牙根截除术是指将患根分叉病变的多根牙中破坏最严重的一个或两个牙根截除,消灭分叉区病变,同时保留牙冠和其余的牙根,继续行使功能。常用于磨牙的Ⅲ度或Ⅳ度根分叉病变。

【相关基础知识】

一、适应证

1. 多根牙的某一个或两个根的牙周组织破坏严重,且有Ⅲ度或Ⅳ度根分叉病变,而其余牙根病情较轻,牙齿松动不明显。

2. 磨牙的一个根发生纵裂或横折,而其他根完好者。

3. 磨牙的一个根有严重的根尖病变,根管不通或器械折断不能取出,影响根尖病变的治愈者。

4. 牙周-牙髓联合病变,有一根明显受累,患牙可以进行彻底的根管治疗。

二、非适应证

1. 截除一根后,余留牙根过短或牙根弯曲,术后不足以支持牙齿行使功能的患牙。
2. 根柱长而根分叉部位接近根尖的患牙。
3. 融合根或根分叉角度小,截根操作难度太大的。
4. 患牙松动度超过Ⅱ度以及牙位异常,术后无法维护清洁的。

三、牙根截除术基本方法（图 7-7）

1. 水平切口和垂直切口,常规翻瓣。
2. 暴露根分叉部位,彻底清创。
3. 用涡轮牙钻细裂钻或金刚砂钻在根分叉水平截断病变牙根,去除。
4. 断面根管口倒充填。
5. 刮净根分叉深部和拔牙窝内肉芽组织。
6. 龈瓣复位,缝合。

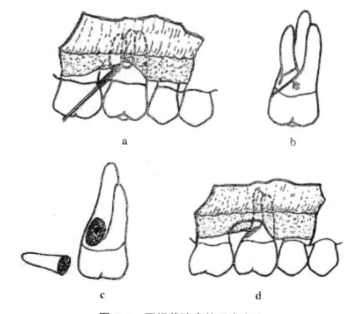

图 7-7　牙根截除术的手术方法

【目的】

通过手术的方法截除病变牙根,保留牙冠和其余的牙根,继续行使功能。

【用物准备】

1. 药品用物　局部麻醉药、碘伏棉球、复方氯己定含漱液、无菌生理盐水、牙周塞治剂/牙周辅料、倒充填材料。

2. 手术用物

（1）常规物品：检查器械（口镜、镊子、探针）、牙周探针、帽子、口围、漱口杯、口罩、无菌手术手套、无菌纱布、孔巾、注射器、硅胶开口器。

（2）牙根截除术手术包用物：拉钩、口镜、刀柄、牙周探针、镊子、持针器、组织剪、线剪、吸引器、剥离器、刮匙（0615、0715）、刮治器（11/12）、倒充填器械、骨刨、小药杯、显微口镜（备用）、高速涡轮机金刚砂车针。

（3）超声设备：超声洁牙机、超声工作尖、超声倒预备工作尖、超声手柄。

【操作流程】

牙根截除术操作流程见表 7-5。

表 7-5　牙根截除术医护配合操作流程

医生操作流程	护士配合流程
1. 术前准备	详见第七章第一节
（1）阅读病历，了解患者全身健康状况及化验结果，向患者交代手术的目的及术中相关费用	准备患者病历资料、化验结果报告单、X 线片
（2）告知手术中可能出现的问题，患者签署手术知情同意书	备好手术知情同意书及相关资料
2. 手术流程	
（1）麻醉：局部浸润麻醉或传导阻滞麻醉	递碘伏棉球给医生消毒麻醉部位； 遵医嘱备麻醉剂及合适针头，"三查七对"核查无误后递给医生
（2）消毒：复方氯己定消毒口内，用碘伏棉球消毒患者口外	给予复方氯己定漱口液，嘱患者含漱 1 分钟，用无菌持物钳夹取碘伏棉球消毒患者口周，擦拭消毒两遍
（3）铺巾：戴无菌手套，将孔巾铺于患者的头部，暴露手术部位	开无菌包，戴无菌手套，传递孔巾； 协助医生上硅胶开口器； 连接超声手柄，吸引器管

（续表7-5）

医生操作流程	护士配合流程
（4）切口	用持针器安装手术刀片,递给医生,及时吸净切口渗血,保持术野清晰
（5）翻瓣:用骨膜分离器剥离黏骨膜瓣,暴露分叉区	递骨膜分离器给医生,用纱布协助止血,及时吸净伤口渗血
（6）彻底清创:用挖匙彻底刮除分叉区病变的肉芽组织	递挖匙,及时清理器械上的血迹及炎性物质
（7）截根:用金刚砂钻截除患根,并修整截根面的外形	将金刚砂钻安装于高速手机后递给医生,及时用吸引器管吸净口内的水和血液
（8）断面根管口倒充填:在断面暴露的根管处备洞,银汞合金倒充填,清除多余银汞碎屑	遵医嘱选择合适的超声倒预备头,安装超声手柄递给医生,及时吸净口内血及唾液; 巡回护士备银汞合剂; 递倒充填器械,备无菌纱布,协助医生彻底清除多余银汞合金碎屑,避免掉入伤口内
（9）清创:刮净根分叉深部及拔牙窝内的病变组织,必要时修整不规则的牙嵴外形	递挖匙,刮治器,备骨刨,及时清理器械上的血迹及炎性物质,保持术野清晰
（10）冲洗术区:充分冲洗术区,去除残余的肉芽组织和填充材料	递无菌生理盐水,及时吸唾
（11）瓣复位缝合,尽量覆盖截根区的创面	传递缝针缝线,协助剪线; 巡回护士调拌牙周敷料备用
3. 术后处理 术区轻加压止血,告知患者术后注意事项	递无菌纱布; 椅位复位,协助患者除头帽、口围; 终末处理

【护理要点】

1. 翻瓣后要吸净术区,显露根分叉,先备短牙钻,待磨入后再换长车针截断牙根全部。

2. 离断根尖组织脱位困难时,可去除部分牙槽骨,换根尖挺或有齿镊取出。

3. 银汞合剂使用时应现用现调,将调好的银汞合金搓捏成细长条以方便医生取用。如手术前根管治疗时已将根管口用银汞合金封闭则不需倒充填封闭,也避免术中污染。

4. 银汞合剂充填时使用无菌纱布清除多余充填材料,避免掉入患者口中,造成误吸。

5. 术后随访,详细了解出血及疼痛情况。

【健康宣教】

1. 按医嘱服药(正确使用抗生素、镇痛药)。

2. 术后当天可刷牙,但不要刷术区。术后常规嘱患者使用抗菌漱口液漱口,如复方氯己定含漱液,每天 2 次,每次 1 分钟。

3. 截根术后即刻,患牙会有松动,应嘱患者尽量不用患牙咀嚼,3～4 周后患牙将逐渐恢复到术前的稳固度。

4. 若术后塞治剂脱落,创面不出血则无须顾虑;若创面有活动性出血,则随时就诊。

5. 告知患者常见并发症,余留牙根要加强清洁,否则会导致牙周破坏继续加重或根折。

6. 患者一般 7 天复诊拆线。如有不适可随时就诊。嘱患者定期复诊行牙周维护治疗。口腔卫生宣教,指导患者正确的口腔卫生维护的方法。

第七节　牙周引导性组织再生术的护理配合

牙周引导性组织再生术(guided tissue regeneration)是在牙周手术中利用膜性材料作为屏障,主动牙龈上皮在愈合过程中沿根面生长,阻挡牙龈结缔组织与根面接触,并提供一定的空间,引导具有形成新附着能力的牙周膜细胞优先占领根面,从而在原已暴露于牙周袋内的根面上形成新的牙骨质,并有牙周膜纤维埋入,形成牙周组织的再生。

【相关基础知识】

一、适应证

1. 骨下袋。

2. 磨牙根分叉病变。

3. 局限性牙龈退缩。

二、非适应证

1. 未完成牙周基础治疗,或局部菌斑控制不好,牙周感染未控制的。
2. 吸烟者。
3. 各种手术禁忌证。

三、牙周引导性组织再生术基本方法（图 7-8）

1. 切开翻瓣　按翻瓣术设计切开牙龈,翻全厚瓣。
2. 清创及根面平整　清除局部肉芽组织,彻底清除根面牙石。
3. 屏障膜覆盖　修剪屏障膜,覆盖在病变区。
4. 牙龈瓣复位和缝合。

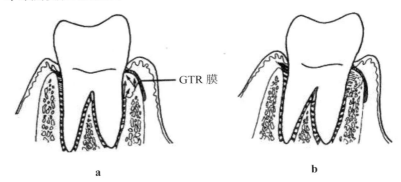

GTR 膜

a   b

图 7-8　牙周引导性组织再生术基本方法

【目的】

在牙周手术中利用膜性材料作为屏障,引导具有形成新附着能力的牙周膜细胞优先占领根面,愈合后形成牙周组织的再生。

【用物准备】

1. 药品用物　局部麻醉药、碘伏棉球、复方氯己定含漱液、无菌生理盐水、屏障膜、四环素糊剂、牙周塞治剂/牙周辅料。

2. 手术用物

（1）常规物品:检查器械（口镜、镊子、探针）、牙周探针、帽子、口围、漱口杯、口罩、无菌手术手套、无菌纱布、孔巾、注射器、硅胶开口器。

（2）GTR 手术包用物:拉钩、口镜、刀柄、探针、镊子、持针器、显微剪、线剪、吸引器、柳叶刀、骨膜分离器、挖匙（0615、0715）、刮治器、骨锉、小药杯、超声手柄（工作尖）。

【操作流程】

牙周引导性组织再生术操作流程见表7-6。

表 7-6　牙周引导性组织再生术医护配合操作流程

医生操作流程	护士配合流程
1. 术前准备	
（1）阅读病历，了解患者全身健康状况及化验结果，向患者交代手术的目的及术中相关费用	准备患者病历资料、化验结果报告单、X线片
（2）告知手术中可能出现的问题，患者签署手术知情同意书	备好手术知情同意书及相关资料
（3）术前检查：手术部位的牙周袋深度、附着水平、龈缘位置、附着宽度、根分叉病变、牙齿松动度	备牙周探针，详细记录医生检查数据
2. 手术流程	
（1）麻醉：局部浸润麻醉或传导阻滞麻醉	递碘伏棉球给医生消毒麻醉部位；遵医嘱备麻醉剂及合适针头，"三查七对"核查无误后递给医生
（2）消毒：复方氯己定消毒口内，用碘伏棉球消毒患者口外	给予复方氯己定漱口液，嘱患者含漱1分钟，用无菌持物钳夹取碘伏棉球消毒患者口周，擦拭消毒两遍
（3）铺巾：戴无菌手套，将孔巾铺于患者的头部，暴露手术部位	开无菌包，戴无菌手套，传递孔巾；协助医生上硅胶开口器；连接超声手柄、吸引器管
（4）切口：切口设计尽量保存牙龈组织	用持针器安装手术刀片，递给医生，及时吸净切口渗血，保持术野清晰
（5）翻瓣：翻起全厚瓣，以充分暴露骨缺损及邻近骨质3～4mm为度	递骨膜分离器给医生，用纱布协助止血，及时吸净伤口渗血

（续表 7-6）

医生操作流程	护士配合流程
（6）清创及根面平整：去除袋内所有肉芽组织，彻底刮净根面牙石等刺激物，平整根面	递刮匙、匙形器刮除肉芽组织； 备装有无菌溶液的超声洁牙机，并递匙形器清除根面残留牙石和病变牙骨质
（7）根面处理：使用四环素糊剂涂抹根面	调备四环素糊剂，待根面处理 5 分钟后，协助医生使用无菌生理盐水冲净根面
（8）冲洗、止血	用无菌生理盐水冲洗术区，将刮下的组织碎屑、牙石等清除干净
（9）膜的选择和放置：适当修剪，将骨缺损全部覆盖，膜的下方保留一定的间隙，提供生长空间	根据骨缺损的形态选择合适大小的膜，协助医生将膜修剪成适宜形状及大小； 必要时给予可吸收缝线，将膜固定于牙齿上，保证膜在龈瓣下的稳定性
（10）瓣复位缝合：瓣应将膜完全覆盖，勿使膜暴露	递缝针缝线给医生，协助医生剪线
（11）放置牙周塞治剂	由巡回护士根据牙齿数目调拌塞治剂，将调好的成品塑型成条形装，在盐水中浸润后递给医生，同时递无菌棉签
3. 术后处理 告知患者术后注意事项	椅位复位，协助患者除头帽、口围； 终末处理

【护理措施】

1. 术中注意观察骨缺损的形状，给予适合形状大小的膜，如需固定，给予可吸收缝线。

2. 传递膜时，分清膜的组织面，将组织面向下，覆盖于骨面上。

3. 术后随访，详细了解出血及疼痛情况。

【健康宣教】

1. 患者一般 10～14 天复诊拆线。如有不适可随时就诊。术后 8 周内每 1～2 周复查一次，简单洁治，清除菌斑。

2. 术前教会患者正确控制菌斑的方法，术后使用术后软毛牙刷，术后 2～3 周恢复刷牙和牙间清洁措施。定期复诊，进行常规的牙周维护。

3. 吸烟患者，嘱其戒烟。

第八节　牙周植骨术的护理配合

　　牙周植骨术(bone grafts)是采用骨或骨替代品等移植物材料来修复因牙周炎导致的牙槽骨缺损的方法。牙周植骨术属于牙周组织再生的一种。目的都是通过移植材料促进牙周组织包括骨组织的新生,修复破坏的骨缺损,恢复牙槽骨的解剖形态,并最终形成理想的牙周组织新附着。植骨术主要适用于三壁和部分二壁骨下袋,以及Ⅱ度根分叉病变。

【相关基础知识】

一、植骨材料的种类

　　1. 自体骨　植骨材料取自患者自身,比如口腔内的拔牙创、上颌结节、无牙区牙槽嵴、磨牙后区,也可取自髂骨。

　　2. 异体骨　也称同种异体骨,比如健康捐献者的新鲜冷冻骨、冻干骨、脱钙冻干骨。

　　3. 异种骨　来自不同物种的骨材料,比如,来自小牛骨经特殊处理后的无机植骨材料 Bio-oss。

　　4. 人工骨　为骨替代材料,比如羟基磷灰石、β-磷酸三钙、生物活性玻璃、珊瑚等。

二、牙周植骨术基本方法(图7-9)

　　1. 切开翻瓣　按翻瓣术切开,暴露病变区。

　　2. 清创和根面平整　清除局部炎性肉芽组织,刮净根面。

　　3. 植入骨材料　将骨组织或替代材料送入骨下袋内。

　　4. 瓣复位缝合　将龈瓣复位严密覆盖植骨区,缝合。

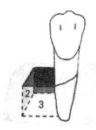 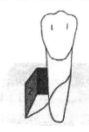 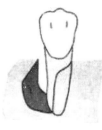 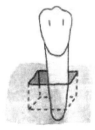

| a 三壁骨缺损 | b 二壁骨缺损 | c 一壁骨缺损 | d 四壁骨缺损 |

图7-9　牙周植骨术基本方法

【护理目的】

通过移植材料（骨或骨的替代品）促进新骨形成,修复骨缺损,恢复牙槽骨的解剖形态,以达到理想的骨再生或新附着性愈合。

【用物准备】

1. 药品用物　局部麻醉药、碘伏棉球、复方氯己定含漱液、无菌生理盐水、骨材料、四环素糊剂、牙周塞治剂/牙周敷料。

2. 手术用物

（1）常规物品：检查器械（口镜、镊子、探针）、牙周探针、帽子、口围、漱口杯、口罩、无菌手术手套、无菌纱布、孔巾、注射器、硅胶开口器。

（2）植骨术手术包用物：拉钩、口镜、刀柄、探针、镊子、持针器、显微剪、线剪、吸引器、柳叶刀、骨膜分离器、挖匙（0615、0715）、刮治器、骨锉、小药杯、超声手柄（工作尖）、骨材料输送器、充填器。

【医护配合操作流程】

牙周植骨术医护配合操作流程见表7-7及图7-10。

表7-7　牙周植骨术操作流程

医生操作流程	护士配合流程
1. 术前准备	
（1）阅读病历,了解患者全身健康状况及化验结果,向患者交代手术的目的及术中相关费用	准备患者病历资料、化验结果报告单、X线片
（2）告知手术中可能出现的问题,患者签署手术知情同意书	备好手术知情同意书（见附录8）及相关资料
（3）术前检查：手术部位的牙周袋深度、附着水平、龈缘位置、附着宽度、根分叉病变、牙齿松动度	备牙周探针,详细记录医生检查数据
2. 手术流程	
（1）麻醉：局部浸润麻醉或传导阻滞麻醉	递碘伏棉球给医生消毒麻醉部位；遵医嘱备麻醉剂及合适针头,"三查七对"核查无误后递给医生

（续表 7-7）

医生操作流程	护士配合流程
（2）消毒：氯己定消毒口内，用碘伏棉球消毒患者口外	给予氯己定漱口液，嘱患者含漱 1 分钟，用无菌持物钳夹取碘伏棉球消毒患者口周，擦拭消毒两遍
（3）铺巾：戴无菌手套，将孔巾铺于患者的头部，暴露手术部位	开无菌包，戴无菌手套，传递孔巾； 协助医生上硅胶开口器； 连接超声手柄，吸引器管
（4）切口：切口设计尽量保存牙龈组织，保证黏骨膜瓣对受骨区能完全覆盖	用持针器安装手术刀片，递给医生，及时吸净切口渗血，保持术野清晰
（5）翻瓣：充分暴露病变牙槽骨	递骨膜分离器给医生，用纱布协助止血，及时吸净伤口渗血
（6）清创及根面平整：刮净骨袋内的病理性组织及结合上皮，清除压实，平整根面观察骨袋的形态、类型及骨缺损大小	递刮匙、匙形器刮除肉芽组织； 备装有无菌溶液的超声洁牙机，并递匙形器清除根面残留牙石和病变牙骨质
（7）冲洗、止血	用无菌生理盐水冲洗术区，将刮下的组织碎屑、牙石等清除干净
（8）骨或骨替代品的植入：植入量要适当，平齐骨袋口即可	取植入材料，核对材料名称、型号、有效期后，按需取量； 递骨材料输送器给医生，待骨材料送入后，递骨材料充填器，协助医生清除多余移植材料
（9）软组织瓣复位缝合：间断缝合或悬吊缝合	递缝针缝线，协助医生剪线
（10）放置牙周塞治剂	由巡回护士根据牙齿数目调拌塞治剂，将调好的成品塑型成条形装，在盐水中浸润后递给医生，同时递无菌棉签
3. 术后处理 告知患者术后注意事项	椅位复位，协助患者除头帽、口围； 终末处理

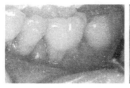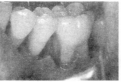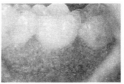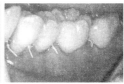

图 7-10　骨或骨替代品的植入

【护理措施】

1. 观察骨缺损大小,给予适量的植入材料,并清除多余移植材料。
2. 预备骨材料时,使用无菌生理盐水或自体血混合至膏状。
3. 清除多余骨材料时,避免使用吸引器,用纱布蘸除多余充填物。
4. 骨材料一旦取出,严禁回收。
5. 术后随访(见附录),密切观察术区龈瓣的稳定性。

【健康宣教】

1. 按医嘱服药(正确使用抗生素、镇痛药)。
2. 术后当天可刷牙,但不要刷术区。1 周内指导使用手术软毛牙刷,2 周后正常刷牙,术后常规嘱患者使用抗菌漱口液漱口 4 周,如复方氯己定含漱液,每天 2 次,每次 1 分钟。
3. 1 周复诊,拆除塞治剂,如 1 周内塞治剂脱落及时就诊。
4. 患者一般 10～14 天复诊拆线,如有不适可随时就诊。
5. 嘱每 1～2 周复查,简单清除菌斑,教会患者正确的控制菌斑的方法。

第九节　自体浓缩生长因子牙周手术应用的护理配合

自体浓缩生长因子(concentrate growth factors,CGF)的手术应用是以患者自身静脉血为原料,通过梯度密度离心获取并自体应用的方法,CGF 具有柔性成型血凝块及弹性有机纤维蛋白网格,促进血管生成及移植物存活,从血小板及浓缩纤维蛋白中释放出的生长因子的生物学特性,并具有修复促进和调节功能。CGF 技术在骨组织再生和修复中的作用越来越引起人们的关注,在牙周再生治疗中也有广泛的应用。

【相关基础知识】

一、自体浓缩生长因子

CGF 技术以患者自身静脉血为原料,通过梯度密度离心的方法获取,其中含有血浆细胞活素类、血小板、活性纤维蛋白、粒性白细胞、浓缩生长因子、抗体等成分。CGF 是一种修补生物材料,可单独或联合其他生物材料注入硬组织缺损或软组织创伤处,从而修补缺损,诱导生长,加速局部创伤的愈合并提高愈合质量。其中含有浓缩生长因子及纤维蛋白,具有改善并增强组织再生的作用。

二、CGF 技术基本方法

1. 采集患者的静脉血 10 ml。
2. 离心加速机分离处理。按设定制备 CGF 程序,旋转 12 分钟。
3. 可见试管中分为三层,取中间层与底层的界面为 CGF 层。
4. 用器械将 CGF 压成膜。
5. 底层的红细胞部分及血小板立即存储在器皿中,混合植骨材料。

【目的】

在牙周手术中利用自体浓缩生长因子制成膜性材料作为屏障,以及混合骨材料,促进牙周膜中的细胞移动、增殖及胞外基质蛋白质的合成,使其沿根面向冠方生长,从而形成牙周组织的再生。

【用物准备】

1. 药品用物　局部麻醉药、碘伏棉球、复方氯己定含漱液、无菌生理盐水、骨材料、四环素糊剂、牙周塞治剂 / 牙周敷料。

2. 手术用物

（1）常规物品：检查器械（口镜、镊子、探针）、牙周探针、帽子、口围、漱口杯、口罩、无菌手术手套、无菌纱布、孔巾、注射器、硅胶开口器。

（2）牙周自体浓缩生长因子手术包用物：拉钩、口镜、刀柄、探针、镊子、持针器、显微剪、线剪、吸引器、柳叶刀、骨膜分离器、挖匙（0615、0715）、刮治器、骨锉、小药杯、超声手柄（工作尖）、骨材料输送器、充填器。

（3）自体血采集用物：一次性抽血负压管、一次性采血针（21G）、棉签、止血带、试管架。

（4）离心用物（图 7-11）：直镊、圆头剪刀、血浆收集器皿、血纤维蛋白分离漏板、血纤维蛋白分离器皿、血浆分离器皿、调拌刀、纤维膜压制成型钳、薄膜应用板、骨粉搅拌机、纤维蛋白离心制造机。

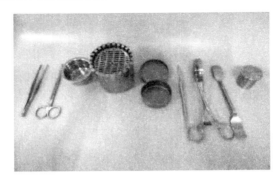

图 7-11　离心用物

【医护配合操作流程】

自体液缩生长因子牙周手术操作流程见表 7-8 及图 7-12。

表 7-8　自体液缩生长因子牙周手术医护配合操作流程

医生操作流程	护士配合流程
1. 术前准备	
（1）阅读病历，了解患者全身健康状况及化验结果，向患者交代手术的目的及术中相关费用	准备患者病历资料、化验结果报告单、X 线片
（2）告知手术中可能出现的问题，患者签署手术知情同意书	备好手术知情同意书及相关资料
（3）术前检查：手术部位的牙周袋深度、附着水平、龈缘位置、附着宽度、根分叉病变、牙齿松动度	备牙周探针，详细记录医生检查数据
（4）仪器配备	提前 30 分钟预备离心机、骨粉混合机，室温适宜 21～23℃，紫外线消毒
（5）采血	根据术前评估按需抽取患者静脉血
（6）离心	将采血管放入离心机内，定时 12 分钟；离心后将采血试管静置于试管架中备用

（续表 7-8）

医生操作流程	护士配合流程
2. 手术流程	
（1）麻醉：局部浸润麻醉或传导阻滞麻醉	递碘伏棉球给医生消毒麻醉部位 遵医嘱备麻醉剂及合适针头，"三查七对"核查无误后递给医生
（2）消毒：复方氯己定消毒口内，用碘伏棉球消毒患者口外	给予复方氯己定漱口液，嘱患者含漱 1 分钟，用无菌持物钳夹取碘伏棉球消毒患者口周，擦拭消毒两遍
（3）铺巾：戴无菌手套，将孔巾铺于患者的头部，暴露手术部位	开无菌包，戴无菌手套，传递孔巾； 协助医生上硅胶开口器； 连接超声手柄，吸引器管
（4）切口：切口设计尽量保存牙龈组织	用持针器安装手术刀片，递给医生，及时吸净切口渗血，保持术野清晰
（5）翻瓣：翻起全厚瓣，以充分暴露骨缺损及邻近骨质 3~4 mm 为度	递骨膜分离器，用纱布协助止血，及时吸净伤口渗血
（6）清创及根面平整：去除袋内所有肉芽组织、彻底刮净根面牙石等刺激物，平整根面	递刮匙、匙形器刮除肉芽组织； 备装有无菌溶液的超声洁牙机，并递匙形器清除根面残留牙石和病变牙骨质
（7）冲洗、止血	用无菌生理盐水冲洗术区，将刮下的组织碎屑、牙石等清除干净
（8）骨或骨替代品的植入	巡回护士遵循无菌操作原则，取出离心样本； 将上层清液倒入血浆存储器皿中，以备用； 将剩余样本倒入血纤维蛋白分离漏板上，滤掉多余液体； 使用直头镊夹取上端，用圆头剪刀剪去下端红细胞层。将富含生长因子层的上端放置于存储器内，盖上容器盖，备用； 评估骨缺损大小，截取适宜大小 CGF； 打开容器，根据截取中间富含生长因子层（红黄交界处），放置骨粉混合容器内，剪碎备用； 取骨材料，核对材料名称、型号、有效期后，按照 1:1 比例，倒入骨粉混合容器中。放入骨粉搅拌机内充分混匀；

（续表 7-8）

医生操作流程	护士配合流程
	递骨粉输送器给医生，待骨粉送入后，递骨粉充填器给医生
（9）膜的放置	使用直头镊夹取剩余 CGF 段放入纤维膜压制成型钳内，压制成膜，扣紧成型钳关节，侧倾析出多余液体，将膜置于薄膜应用板备用
（10）瓣复位缝合：间断缝合或悬吊缝合	递缝针缝线予医生，协助医生剪线
（11）放置牙周塞治剂	由巡回护士根据牙齿数目调拌塞治剂，将调好的成品塑型成条形装，在盐水中浸润后递给医生，同时递无菌棉签
3. 术后处理 告知患者术后注意事项	椅位复位，协助患者除头帽、口围； 终末处理

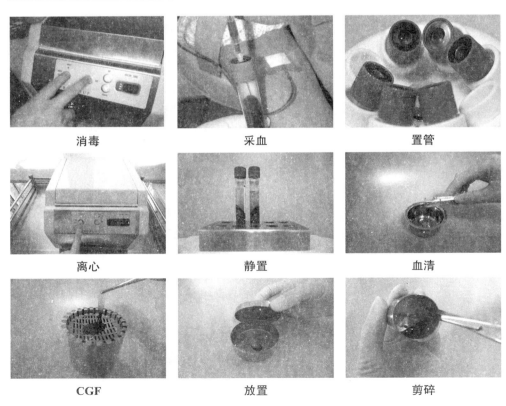

消毒　　　　　　　采血　　　　　　　置管

离心　　　　　　　静置　　　　　　　血清

CGF　　　　　　　放置　　　　　　　剪碎

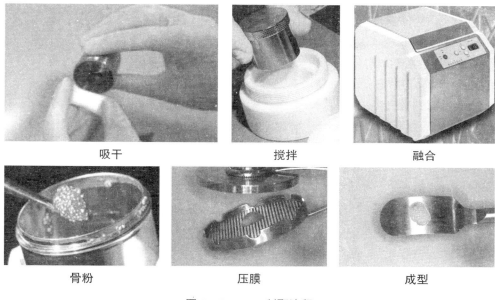

吸干 　　　　　　　　搅拌 　　　　　　　　融合

骨粉 　　　　　　　　压膜 　　　　　　　　成型

图 7-12　CGF 制取流程

【护理措施】

1. CGF 操作适宜温度为 21～23℃,提前 30 分钟预备仪器,打开紫外线灯消毒,调节室温。操作前离心机进行密闭式紫外线消毒 5 分钟。

2. 采血时选择粗而直的肘正中静脉,使用 21G 针头、10 ml 红色标记干燥真空管采血,静脉采血后嘱患者按压至少 5 分钟。

3. 操作过程中禁止剧烈震荡采血管,防止溶血。

4. 自采血完成后至第一支采血管放入离心设备中,时间控制在 2 分钟以内,以免血液放置时间过长,影响离心效果。

5. 离心样本一旦取出,即用即配。

6. 离心时,采血管需两两相对,呈对称性,如采集管为单数,可将呈有蒸馏水的同等型号的采血管放置对侧,以保证转子的平衡。

7. 骨材料混合时,评估骨缺损大小,取适量 CGF 段(截取红黄交界处,富含生长因子层),切割大小为 1～2 mm。混合比例为 1:1。放入骨粉搅拌机时,容器要旋紧密闭。混合物呈粉色胶质状。

8. 术后将植入材料的条码撕下分别贴入病历及科室物品登记册内,以便术后随访追踪。

9. 术后随访(见附录 3),嘱患者一周复诊,密切观察术区龈瓣的稳定性。

【健康宣教】

1. 按医嘱服药（正确使用抗生素、镇痛药）。

2. 嘱使用复方氯己定含漱 4 周，每日 2 次，每次 1 分钟。

3. 嘱 1 周复诊拆除塞治剂，1 周内塞治剂如有脱落，及时就诊。

4. 患者一般 10～14 天复诊拆线。如有不适可随时就诊。术后 8 周内每 1～2 周复查一次，简单清除菌斑。

5. 术前教会患者用手术术后软毛牙刷刷牙，术后 2～3 周后恢复刷牙和牙间清洁，并定期复诊，进行常规的牙周维护。

附录 1

牙周病认知水平问卷调查表

编号：

姓名：　　　　　性别：男　　女　　年龄：　　　　　民族：

文化程度：

1. 小学以下　　2. 初中　　3. 高中及大专　　4. 本科　　5. 本科以上

家庭地址：

联系方式：

职业：

1. 行政　　　2. 农民　　　3. 工人　　　4. 技术人员　5. 学生

6. 其他 _____

一、你知道牙周病的症状吗？

1. 牙龈出血　2. 牙齿松动　3. 牙齿脱落　4. 牙龈萎缩　5. 不知道

二、你认为哪个生活习惯最可能与牙周病有关：

1. 牙签剔牙　2. 甜食　　　3. 不吃蔬菜　4. 吸烟　　　5. 用力过重刷牙

6. 长期张口呼吸　7. 不知道

三、知道牙周病和哪些全身因素有关：

1. 遗传　　　2. 妊娠　　　3. 青春期　　4. 糖尿病　　5. 骨质疏松

6. 精神长期紧张　7. 不知道

四、知道牙周病和哪些口腔局部因素有关：

1. 牙结石　　2. 食物嵌塞　3. 不合适的假牙　4. 吸烟

五、你知道牙菌斑吗？

1. 听说过　　2. 没听说过

六、如果听说过, 知道哪些方法是菌斑控制:

1. 刷牙　　　　2. 使用牙线　3. 药物漱口液　　4. "洗" 牙

七、刷牙的目的是:

1. 去除食物残渣　2. 清新口气　3. 去除菌斑

八、每次刷牙的时间有:

1. 30 秒以内　　　2. 1 分钟　　　3. 2 ~ 3 分钟　　　4. 3 分钟以上

九、近 1 周, 每天刷牙的次数:

1. 1 次　　　　2. 2 次　　　　3. 3 次　　　　4. 3 次以上

十、一般会多长时间洗牙:

1. 半年及以内　　2. 6 ~ 12 个月　　3. 1 年或以上　　4. 从未

十一、除了牙刷, 你还知道其他哪些口腔用具:

1. 牙线　　　　2. 牙缝刷　　　3. 冲牙器　　4. 不知道

十二、你知道哪些日常生活中牙周病的预防措施:

1. 正确刷牙　2. 使用牙线　3. 牙龈按摩　4. 咬齿叩齿　5. 定期检查

附录 2

表附 2-1　龈上洁治术质量测评表

治疗时间：　　年　　月　　日

考核人员签字：

洁牙员	姓名	ID	联系电话	龈上牙石			牙面着色			牙龈炎症			评价
				唇面 颊面	舌面	邻面	颊面	舌面	邻面	色泽	形态	质地	

注：残留牙石、色素分别以 1、2、3 表示，代表覆盖牙冠的 1/3、2/3、3/3。评价为全牙列残留牙石、色素数据之和。

表附 2-2 龈上洁治术患者满意度调查表

尊敬的病员同志：

您好！为了解我院洁牙科的医疗服务情况,使我们的工作不断改进,更能贴近您的需求,麻烦您将医务人员的服务情况如实告诉我们(请您在同意项目内打√)。谢谢合作!

1. 您对接诊的医生的态度是否满意?

满意( )　　基本满意( )　　一般( )　　不满意( )

2. 您对医生的医疗技术是否满意?

满意( )　　基本满意( )　　一般( )　　不满意( )

3. 您的问题医生能否及时耐心地帮您解答?

能( )　　基本能( )　　不能( )

4. 您对您的治疗程序是否了解?

了解( )　　基本了解( )　　不了解( )

5. 您对您的就诊等待时间是否满意?

满意( )　　基本满意( )　　一般( )　　不满意( )

6. 您对您的就诊治疗时间是否满意?

满意( )　　基本满意( )　　一般( )　　不满意( )

7. 您认为科室的医疗程序是否合理?

合理( )　　基本合理( )　　一般( )　　不合理( )

8. 您对护士的服务态度是否满意?

满意( )　　基本满意( )　　一般( )　　不满意( )

9. 您对科室的工作有何好的建议?

附录 3

术后回访

疼痛分级表

0 级：　　　　　无疼痛。

Ⅰ级（轻度）：　有疼痛但可忍受,生活正常,睡眠无干扰。

Ⅱ级（中度）：　疼痛明显,不能忍受,要求服用止痛药,睡眠干扰。

Ⅲ级（重度）：　疼痛剧烈,不能忍受,需要止痛药,睡眠严重干扰,可伴自主神经紊乱或被动体位。

术后	第一天	第二天	第三天	第四天	第五天	第六天	第七天
疼痛级别							
渗血（是\否）							
肿胀（是\否）							

附录 4

序列口腔卫生宣教

第一阶段　认知阶段

针对认知水平低、依从性差及刷牙方法不正确的患者,此阶段医护人员主要强化患者自我维护的意识,促进认知水平,激发患者掌握正确的控制菌斑方法的动机。提出牙周健康"三要三不要",使用保健牙刷"六要素"。

一、牙周健康"三要三不要"

1. 要每天刷牙两次,每次刷牙 3 分钟。
2. 要选用保健牙刷。
3. 要定期洗牙,有益牙周健康。
4. 不要牙菌斑,牙菌斑是导致牙周病的主要原因。
5. 不要吸烟,吸烟有害牙周健康。
6. 不要忽视糖尿病,糖尿病与牙周病密切相关。

二、使用保健牙刷六要素

1. 刷头较小。
2. 软毛牙刷。
3. 刷毛 3 排 6 束。
4. 每月更换牙刷。
5. 用后晾干。
6. 使用正确刷牙方法。

第二阶段　方法阶段

针对依从性好、刷牙方法有误的患者,此阶段医护人员指导患者掌握正确的控制菌斑的方法,找到适合自己的刷牙方法。通过机械刷牙,有效控制菌斑。提出标准刷牙法要点:"四十五度,面面俱到"。

第一步：正手向左，刷牙齿外面（图附4-1）

1. 刷毛45°指向牙龈沟，颤动牙刷

2. 顺牙齿面，刷上颌牙时向下旋转，刷下颌牙时向上旋转，拂刷牙面。

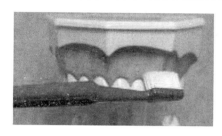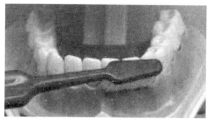

图附 4-1　牙外面

第二步：咬合面（图附4-2）

1. 刷毛垂直指向上颌牙咬合面，轻轻来回刷动。

2. 再将刷毛垂直指向下颌牙咬合面，轻轻来回刷动。

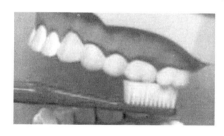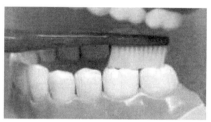

图附 4-2　咬合面

第三步：牙内面（图附4-3）

1. 刷毛45°指向内侧面牙龈，颤动牙刷。

2. 顺牙齿面，旋转牙刷，拂刷牙面。

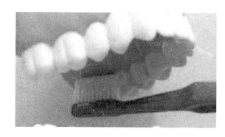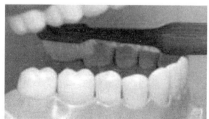

图附 4-3　牙内面

第四步：反手向右，刷右侧牙齿

第五步：刷前牙内侧面（图附 4-4）

1. 牙刷指向上颌前牙内面，向下拉动。
2. 牙刷指向下颌前牙内面，向上拉动。

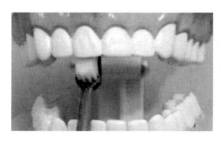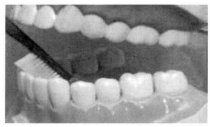

图附 4-4　前牙内侧面

第三阶段　提高阶段

针对依从性好、菌斑控制良好的患者，此阶段医护人员指导患者掌握清理牙邻间隙的方法，彻底控制菌斑。提出牙周健康口号"正确刷牙，定期检查"。

一、多学一招，健康达标

1. 普通刷牙只能去除六成菌斑，牙间清洁才能彻底控制菌斑。
2. 牙间清洁三方法：牙线、牙缝刷、冲牙器。
3. 牙周健康口号：正确刷牙，定期检查。

二、牙线使用法（图附 4-5）

1. 取 25～40 cm 长的一截牙线。
2. 用双手的拇指和食指握持住牙线，指尖保持 1～2 cm 长的距离。
3. 牙线的末端握于掌心，并用无名指和小指控制，并将牙线的末端缠于中指。
4. 斜向或倾斜放置于接触区上方。来回拉锯式轻轻地将牙线穿过接触区。

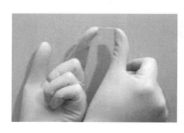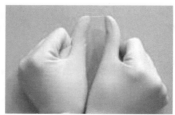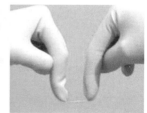

图附 4-5　牙线使用法

三、牙缝刷使用法（图附 4-6）

1. 选择合适的牙缝刷。
2. 将刷头湿润后以一定的角度插入牙间隙，注意不要压迫到牙龈。
3. 内外拉动清洁邻间隙。
4. 使用后彻底清洗牙间刷，并于通风处晾干。

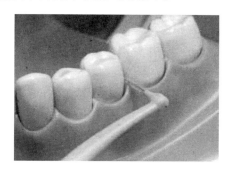

图附 4-6　牙缝刷使用法

四、冲牙器使用法（图附 4-7）

1. 将冲牙器喷嘴装好。
2. 加水。
3. 将喷嘴对准牙间隙，按下按钮。
4. 逐步移动重复操作冲洗所有牙间隙。

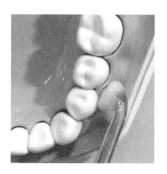

图附 4-7　冲牙器使用法

附录 5

Florida 牙周探针全口牙周探查知情同意书

姓名 _____ 性别 _____ 年龄 _____ 联系电话 _____
临床诊断：_____
拟行检查：Florida 牙周探针全口牙周探查

　　牙周炎是由菌斑微生物所引起的慢性感染性疾病，其主要临床表现是牙龈红肿出血、牙周袋形成、牙槽骨吸收和牙齿松动、移位。牙周炎是人类最常见的疾病之一，大量的流行病学研究表明：牙周疾病的患病率为 80%～90%，其中各型牙周炎的患病率为 40%，而重度牙周炎的患病率为 10%～15%。

　　牙周探诊是牙周炎临床检查的重要方法，用牙周探针测量牙周袋深度和附着水平是目前临床上评价牙周破坏程度的主要方法，也是判断牙周病情变化的临床依据。

　　Florida 电子压力敏感牙周探针系统（以下简称 Florida 牙周探针）是最早发明的牙周电子探针之一，目前临床使用的是第三代产品。使用该探针进行牙周探诊时，其探诊力量可控且恒定，探诊数据由计算机系统自动记录保存，并有图像显示，可生动直观地反映患者的牙周状况。使用 Florida 探针可以为患者实行系统病例管理，实现长期病例跟踪及疗效评估，还能为重度牙周炎患者进行危险因素评估，在牙周炎的诊断治疗方案设计中具有无可比拟的优越性，目前已在国内外许多专科及大中型综合医院临床中广泛应用。

　　为保证临床诊疗过程的安全性、有效性，避免交叉感染，目前我科 Florida 牙周探诊使用的是原厂配置的一次性探针 Dolphin®，其特点为一人一用，一次性使用完毕后即销毁。

　　目前一次 Florida 牙周探针全口牙周探查的检查费用为 **398.2** 元，其中 **294** 元为一次性探针 Dolphin® 的耗材费用，<u>此部分费用不在省市医保范围，需自费</u>。

患者同意声明：

我同意上述检查方案,医师告知我 Florida 牙周探针全口牙周探查有如下可能：

1. 探查中由于牙周炎症,可能会出现出血、疼痛等不适感,但程度较轻,如有明显不适,我可以随时向检查者提出；

2. 如果开口受限或紧张导致开口过小,嘴角可能会被拉伤,所以在检查中,我将放松紧张情绪,配合检查；

3. 根据检查结果,医生将作出诊治方案,我需遵医嘱完成进一步牙周检查治疗或定期复查；

4. 其他不可预知的特殊情况,如 _____

_____

我了解使用 Florida 牙周探针的必要性和优点,对检查中可能出现的问题,医生已向我详细阐明注意事项,我完全理解,我 _____（愿意 / 不愿意）配合医生完成整个疗程,对治疗过程所需时间和费用可以接受。审慎地考虑之后,我 _____（同意 / 不同意）接受检查。

患者签名：_____ 签名日期：_____ 年 _____ 月 _____ 日
如果患者无法签署知情同意书,请其授权的亲属在此签名：
家属签名：_____ 与患者关系：_____
签名日期：_____ 年 _____ 月 _____ 日

医生签名：_____ 签名日期：_____ 年 _____ 月 _____ 日

附录6

激光口腔治疗知情同意书

患者姓名		性别		年龄		病历号	

治疗建议和介绍

医生已告知我因 ＿＿＿＿＿＿＿＿＿ 可进行激光治疗。

治疗所选激光仪器为 ＿＿＿＿＿＿＿ 激光牙科治疗仪。

手术潜在风险和对策

医生告知我激光治疗可能发生的一些风险,有些不常见的风险可能没有在此列出,具体的治疗方式根据不同病人的情况有所不同,医生告诉我可与医生讨论有关我激光治疗的方式的具体内容,如果我有特殊的问题可与我的医生讨论。

1. 有关激光口腔治疗的情况

（1）医生已经告知我治疗过程中需闭上眼睛,治疗过程中如有声响及觉得温热情况均属正常,若有发烫及其他不适会举手示意医生停下;

（2）我理解激光治疗属于在常规治疗基础上的完善治疗,若术后出现常规治疗后的肿痛及不适均属正常,若出现异常反应,应及时到医院就诊,以便进一步处理,严格遵守医嘱治疗;

（3）我理解口腔治疗后可能会出现疼痛及红肿,应用激光口腔治疗只会使术后反应减轻;

（4）我理解如有精神异常病史、有出血倾向、服用抗凝药及对紫外线过敏等不宜进行激光治疗的情况,治疗前应如实告诉医师。

2. 我理解激光口腔治疗是一种微创性的治疗手段,具有一定风险,实施本医疗方案可能发生的医疗意外及并发症包括但不限于:

（1）局部感染:见于治疗后护理不当,如种植术后口腔卫生护理不当,伴有其他疾病者;

（2）局部红肿,糜烂渗出,水疱形成和瘙痒感;

（3）瘢痕:见于创面感染、治疗后护理不当或疤痕体质者;

（4）轻度疼痛:几乎所有治疗都可能有不同程度的疼痛感,但都能够忍受;

（5）疗效较慢或不确切:脱敏、鼾症;

（6）病变复发:见于部分鼾症、脱敏、牙龈黑色素沉着、牙齿美白等;

（7）出血:多见外科切除手术治疗后。

特殊风险或主要高危因素

我理解根据我个人的病情,我可能出现以下特殊并发症或风险:

_____

_____

一旦发生上述风险和意外,医生会采取积极应对措施。

患者知情选择

·我的医生已经告知我将要进行的治疗方式,此次治疗及治疗后可能发生的并发症和风险、可能存在的其他治疗方法并且解答了我关于此次治疗的相关问题。

·我同意在治疗中医生可以根据我的病情对预定的治疗方式做出调整。

·我对医院治疗前后的照相表示理解和接受,并且同意医院将照片用于学术交流、发表论文和科研教学。

·我并未得到百分之百成功的许诺。

患者签名 _____ 签名日期 _____ 年 _____ 月 _____ 日

如果患者无法签署知情同意书,请其授权的亲属在此签名:

患者授权亲属签名 _____

与患者关系 _____ 签名日期 _____ 年 _____ 月 _____ 日

医生陈述

我已经告知患者将要进行的激光治疗、激光治疗后可能发生的并发症和风险、可能存在的其他治疗方法并且解答了患者关于此次激光治疗的相关问题。

医生签名 _____ 签名日期 _____ 年 _____ 月 _____ 日

附录 7

牙周门诊手术知情同意书

科室 _____ 门诊号 _____ 就诊日期 _____

姓名 _____ 性别 _____ 年龄 _____ 联系电话 _____

术前诊断：

拟行手术名称：

麻醉方式：

手术时间：

根据您的病情,医生在为您治疗或手术的过程中和治疗手术后,可能会发生下列情况或问题,希望您能够理解。无论发生任何与治疗或手术有关的问题,医生都将采取积极稳妥的处理措施,也恳求您在遇到问题后及时和医方沟通联系,我们医患配合,尽早使您减轻痛楚,早日康复！

1. 麻醉意外、晕厥、药物过敏等；

2. 术中出血及术后渗血或血肿；

3. 术中根据情况改变手术方案或终止手术；

4. 术后疼痛,肿胀,开口受限,吞咽困难；

5. 术后伤口感染或开裂；

6. 术后牙龈退缩,龈乳头消失；

7. 术后出现患牙暂时性松动、咬合不适等症状一般可自行改善,若患牙承受合力过大会导致牙周继续破坏或根折；

8. 术后手术切口形成瘢痕影响美观；

9. 全身疾病如高血压、心脏病、糖尿病、肝肾功能不全等或有吸烟史,上述风险可能会加大；

10. 医学学科在相当程度上是一个实践的科学,治疗成功率有很大差异,存在拔牙的可能。对于治疗效果不佳的病例,医患双方应认真分析原因,共同面对；

11. 其他 _____

以上情况已向患者(或)和家属详细说明,患者及家属表示知情理解,同意手术治疗并遵循医嘱以获得理想的治疗效果。

医生签名：_____ 日期：_____ 年 _____ 月 _____ 日

患者或监护人签名：_____ 日期：_____ 年 _____ 月 _____ 日

附录 8

应用高度浓缩生长因子（CGF）
的牙周再生手术知情同意书

姓名 _____ 性别 _____ 年龄 _____ 联系电话 _____
临床诊断：_____
拟行治疗： 应用高度浓缩生长因子（CGF）的牙周再生手术

牙周炎是由菌斑微生物所引起的慢性感染性疾病，其主要临床表现是牙龈红肿出血、牙周袋形成、牙槽骨吸收和牙齿松动、移位。牙周炎是人类最常见的疾病之一，大量的流行病学研究表明：牙周疾病的患病率为 80%～90%，其中各型牙周炎的患病率大约为 40%，而重度牙周炎的患病率为 10%～15%。

牙周疾病引起牙周组织破坏，组织的完全修复再生是治疗的最终目标；生长因子能刺激牙周缺损区的细胞再聚集，从而明显促进牙周组织的修复和再生。相对于外源性生长因子，内源性生长因子具有生物相容性好、有效减少感染发生和组织排异、安全性高等优点，因此，来源于自身血液的血小板浓缩制品在牙周再生过程中的应用是牙周再生工程的研究热点之一。

高度浓缩生长因子（concentrate growth factors，CGF）由自体血液通过变速离心的方法获得，含有多种细胞因子及纤维蛋白原，能够明显缩短术区成骨的时间，提高成骨量，促进骨及软组织的愈合。CGF 是一种修补生物材料，其中所含的浓缩生长因子和纤维蛋白原具有改善并增强组织再生的独特性质，是再生医疗领域中组织刺激的新技术，在牙周再生手术中可单独或联合其他生物材料填入牙周硬组织缺损或软组织创伤处，从而修复牙周缺损，诱导牙周组织生长，加速局部创伤的愈合并有效提高愈合质量，大大减轻患者术后反应。

CGF 技术自 2006 年首次提出至今已有近十年的研究历史，技术具有一些显著的优点：①来源于自身，避免交叉感染和排斥反应；②保留了更多种类的生长因子和细胞因子，再生效果明显增强；③具有可塑性，便于临床应用；④在一定程度上能代替再生材料，降低了患者的费用；⑤制作简单。

应用 CGF 的牙周再生手术过程大致分为采血、离心、制备、搅拌、回植几个步骤，所有使用的器械及耗材都是标准的原厂配套材料，整个过程均按照标准化操作程序，严格无菌操作。

患者同意声明：

我同意上述治疗方案，医师告知我应用 CGF 的牙周再生手术有如下可能的术中术后反应及并发症，有些不常见的风险可能没有在此列出，具体的治疗方式根据不同病人的情况有所不同：

1. 我理解任何麻醉都存在风险。

2. 我理解任何所用药物都可能产生副作用，包括轻度的恶心、皮疹等症状到严重的过敏性休克，甚至危及生命。

3. 我理解此治疗可能发生的风险和医生的对策：

（1）采血时晕血或晕厥；

（2）术中、术后出血、渗血；

（3）术中可能根据术区情况调整手术方案或终止手术；

（4）由于患者个体差异可能会导致 CGF 制备的质量不佳或无法制备，因此改变手术方案；

（5）术后可能发生术区疼痛肿胀，嘴角拉伤，会有一段时间的张口受限，说话会受到影响，偶有吞咽困难等，必要时及时就诊；

（6）术中、术后患牙出现明显松动，一般术后出现的暂时性松动、咀嚼不适、冷热敏感等症状可自行改善；若患牙承受过大咬合力将会影响手术预后，导致牙周破坏加剧甚至根折；

（7）术后可能 CGF 膜暴露，发生术区感染，需定期复诊、换药、服用抗菌素等；

（8）术后牙龈退缩，龈乳头外形消失造成一些牙齿变长及牙齿间隙变大等影响美观；

（9）牙周手术，药物或麻醉可能有些后遗症。例如：流血、肿、痛、瘀青，暂时或有时会有永久的嘴唇、舌头、牙齿或牙龈麻木，关节受伤或关联的肌肉麻痹；

（10）术后牙齿对冷热酸甜的食物过敏；

（11）其他不可预知的特殊情况，如 _____

_____

4. 我理解所有的治疗无法确保成功，手术愈合的情况无法事先预估。如果结果不满意可能会需要第二次的手术或其他可能的替代治疗，包括拔除患牙。

5. 我理解如果我患有高血压、心脏病、糖尿病、肝肾功能不全、静脉血栓等疾病或者有吸烟史，以上这些风险可能会加大，或者在术中或术后出现相关的病情加重或心脑血管意外，甚至死亡。

6. 我理解治疗后如果我不遵医嘱，可能影响治疗效果。

我了解应用 CGF 的牙周再生手术的优点及大致手术过程，对术中及术后可能出现的并发症和风险,医生已向我们详细阐明注意事项,我完全理解,我 _____（愿意 / 不愿意）配合医生完成整个疗程,对治疗过程所需时间和费用可以接受。审慎的考虑之后,我 _____（同意 / 不同意）接受该手术。

患者签名：_____ 签名日期：_____ 年 _____ 月 _____ 日
如果患者无法签署知情同意书,请其授权的亲属在此签名：
家属签名：_____ 与患者关系：_____
签名日期：_____ 年 _____ 月 _____ 日

医生签名：_____
签名日期：_____ 年 _____ 月 _____ 日

参考文献

［1］ ［日］熊谷崇,熊谷ふじ子,铃木升一.新口腔摄影方法与技巧［M］.包扬,译.沈阳:辽宁科学技术出版社,2010.

［2］ 孙卫斌.牙周基础治疗技术［M］.南京:江苏科学技术出版社,2007.

［3］ 李秀娥,王春丽.实用口腔护理技术［M］.北京:人民卫生出版社,2016.

［4］ 孟焕新.牙周病学［M］.4版.北京:人民卫生出版社,2013.

［5］ ［英］GeoffreyBateman, ShuvaSaha, Iain L C Chapple.牙周手术临床指南［M］.闫福华,钟泉,译.北京:人民军医出版社,2011.

［6］ 赵佛容.口腔护理学［M］.3版.上海:复旦大学出版社,2017.

［7］ 顾红政,曹卫.牙科手机高速旋转形成的气溶胶与医院感染关系研究［J］.口腔生物医学,2011,2（3）:145.

［8］ 闫福华,李厚轩,陈斌,主译.超声牙周刮治原理与技术［M］.沈阳:辽宁科学技术出版社,2015.

［9］ 俞雪芬,谷志远.口腔门诊感染控制操作图谱［M］.北京:人民卫生出版社,2013.